描述流行病学Meta回归框架

An Integrative Metaregression Framework for Descriptive Epidemiology

华盛顿大学健康测量与评价研究中心

Abraham D. Flaxman, Theo Vos, Christopher J.L. Murray 编著

武汉大学健康学院

宇传华　崔芳芳　张干深　谢聪　熊甜　译

中国疾病预防控制中心慢性非传染性疾病预防控制中心

周脉耕　主审

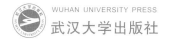

WUHAN UNIVERSITY PRESS

武汉大学出版社

主译简介

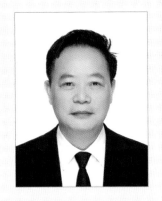

宇传华（Chuanhua Yu），医学博士，武汉大学卫生统计学教授，博士生导师。中国卫生信息与健康医疗大数据学会医院统计专业委员会副主任委员，湖北省卫生统计与信息学会副会长。《中国卫生统计》《中国医院统计》《公共卫生与预防医学》等杂志编委。主编（著或译）有《Excel与数据分析》《SPSS与统计分析》《诊断医学统计学》等著作。发表科研论文260余篇，作为全球疾病负担协作组成员近几年来全面参与了全球疾病负担研究。是国家自然科学基金面上项目"基于统计模型的人群健康大数据修匀与健康评价"，科技部重点研发项目"重大慢性疾病负担及防控策略研究"子课题"重大慢性病伤残负担研究"的负责人。

在华中科技大学同济医学院获医学学士、硕士学位，空军军医大学（原第四军医大学）获卫生统计学博士学位。是中山大学卫生统计学博士后，美国华盛顿大学（西雅图）生物统计学访问学者。

主审简介

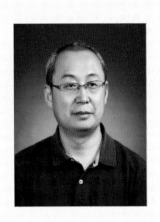

周脉耕（Maigeng Zhou），中国疾病预防控制中心慢性非传染性疾病预防控制中心副主任，研究员，流行病与卫生统计学博士，博士生导师。国家百千万人才工程专家。现任中国卫生信息与健康医疗大数据学会慢病防治与管理专业委员会主任委员、健康统计专业委员会秘书长，中国卫生经济学会公共卫生分会常委，中华预防医学会健康传播分会常委。

作为中国疾病预防控制中心与美国华盛顿大学合作开展的"中国省级疾病负担研究"项目具体负责人，全面参与了全球疾病负担研究工作。

研究领域包括慢性病防控，人群健康测量与评价，环境与健康等方面。正在负责科技部重点研发项目"重大慢性病疾病负担及防控策略研究"的研究。近年来承担和参与了其他十余项国家科技部课题、国家自然科学基金面上项目和国际合作项目课题。发表了百余篇科研论文，以第一作者或通讯作者身份在《柳叶刀》（*Lancet*）、《英国医学杂志》（BMJ）等国际知名期刊发表多篇高水平论文。

编著者简介

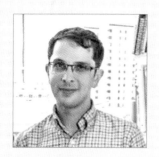

Abraham D. Flaxman（阿夫拉姆·斐拉克曼），哲学博士，华盛顿大学健康测量与评价研究中心（Institute for Health Metrics and Evaluation, IHME）全球健康学副教授。他是DisMod-MR软件的主要开发者，该软件被IHME用来进行疾病负担评估。从政府记录和调查中收集到的一些疾病，如脑卒中、疟疾、抑郁等的数据并不十分完整，因此Abraham和其他研究者利用DisMod-MR软件进行了数据填补，使数据具有连续性。

在成为助理教授前，他是IHME的研究生研究员，曾在微软研究院做博士后研究。

他来自伊利诺州的埃文斯顿，是麻省理工学院数学理学学士，于2006年在卡耐基梅隆大学获得组合算法和优化（数学分支专业）博士学位。

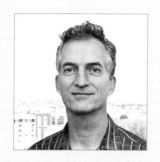

Theo Vos（西奥·沃斯），医学博士，理学硕士，哲学博士，是IHME全球健康学教授，全球疾病负担（Global Burden of Disease, GBD）研究团队关键成员。他致力于改善全球疾病负担研究方法，更新数据源，发展与各国的伙伴关系，是全球疾病负担研究的政策决定者之一。他还着重研究如何将来源于全球疾病负担研究的流行病学评估与卫生支出和成本效益联系起来。

加入IHME之前，他是澳大利亚昆士兰大学公共卫生系疾病负担和成本效益研究中心主任。在IHME，他开展了澳大利亚疾病负担研究，并对马来西亚、南非、新加坡、泰国、越南和津巴布韦的疾病负担研究做出了贡献。

他是荷兰伊拉斯姆斯大学流行病与卫生经济学博士，格罗宁根州立大学医学博士。曾在伦敦卫生和热带医学院学习，获得发展中国家公共卫生硕士学位。

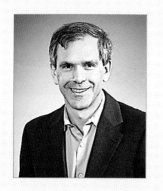

Christopher J. L. Murray（克里斯托弗·默里），医学博士，哲学博士，华盛顿大学全球健康学教授，IHME中心主任，一直致力于利用健康相关资料改善全球每一个人的健康。作为一名医学和卫生经济学专家，他一直引领着健康测量、公共卫生和医疗保健系统绩效分析以及卫生技术成本效益评价等一系列新方法的发展和相应的实证研究。

他是全球疾病负担方法学奠基人，在由疾病、伤害和危险因素导致的不同年龄、性别、地区、年份的健康损失的可比性大小定量方面做出了一系列贡献，他领导的研究团队产出了全球疾病、伤害、危险因素疾病负担（GBD 2010、GBD 2013、GBD 2015、GBD 2016、GBD 2017）一系列研究成果，而且目前正在继续指导着每年更新的、100余国几千余研究人员参与的GBD事业。

在哈佛大学同时获得文学学士、理学学士学位，是牛津大学国际卫生经济学哲学博士，哈佛医学院医学博士。

GBD 超大区域

为了便于管理和数据分析，世界被分成7个GBD "超大" 区域，不仅考虑地理位置，同时也考虑国家GDP。高收入区域覆盖全球的34个国家

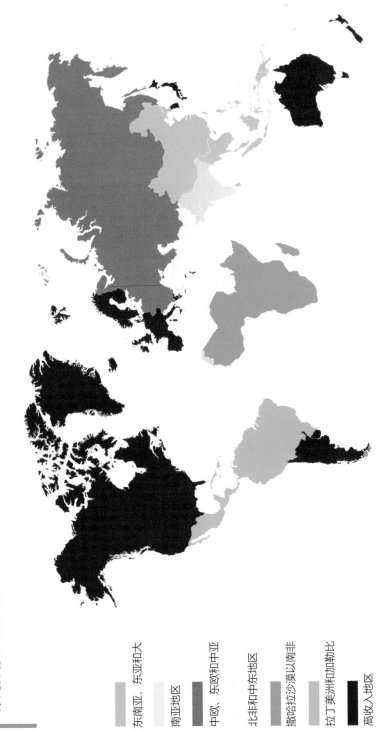

东南亚、东亚和大

东亚地区

中欧、东欧和中亚

北非和中东地区

撒哈拉沙漠以南非

拉丁美洲和加勒比

高收入地区

译 者 序

全球疾病负担研究（Global Burden of Disease，GBD）近20余年经历了很大发展，在1993年以前，研究者主要以死亡率、死因顺位、期望寿命等传统指标，单纯从死亡角度进行疾病负担评价。考虑到人群健康的测量除了与死亡有关外，也与疾病、伤害的严重程度和患病时间长短有关，于是，自1990年初，由世界银行和世界卫生组织倡导发起了GBD研究，Christopher Murray教授（华盛顿大学健康测量与评价研究中心主任）和Alan Lopez教授（澳大利亚墨尔本大学人口与全球健康学院全球健康与疾病负担测量组组长）作为GBD主要带头人，创建了伤残调整寿命年（DALY）和健康期望寿命（HALE）等指标，通过综合死亡率、患病率、发病率、缓解率等多种数据，来全面评价致死和非致死性疾病及伤害所导致的疾病负担。GBD 1990是首个GBD研究项目，研究成果作为1993年《世界发展报告》的一部分公开发表。全球疾病负担研究，先后进行了GBD 2010、GBD 2013、GBD 2015、GBD 2016、GBD 2017的研究，目前华盛顿大学健康测量与评价研究中心（Institute for Health Metrics and Evaluation，IHME）正在与世界卫生组织（World Health Organization，WHO）以及全球GBD协作组成员一起进行GBD 2019的研究。

随着大数据时代的到来，如何利用稀疏、杂乱的健康数据进行疾病负担研究，是当前公共卫生领域的热点问题，本书正好提出了解决该问题的研究方法——Meta回归。本书共分为两大部分，分别从理论方法和实例应用两方面阐述了Meta回归一体化分析框架。第一部分理论知识，包括第1~8章，较为全面系统地介绍了贝叶斯方法，率、比与病程的统计学模型，年龄模式模型，异质年龄组的统计模型，协变量建模，患病率估计方法，数字算法等一系列将系统动态模型与统计学模型结合到一起的建模方法。第二部分实例应用，包括第9~20章，以可卡因成瘾为例，介绍了样条模型中的节点选择；以经前综合征为例，介绍了如何处理不清晰的年龄模式及需要的专家先验；以胰腺炎为例，介绍了

1

经验先验的作用；以房颤为例，介绍了如何处理重叠与异质年龄组；以丙型病毒性肝炎为例，介绍了处理地域差异的方法；以焦虑症为例，介绍了固定效应的交叉游走；以肝硬化为例，介绍了如何改善样本外的预测效果；以水果摄入为例，阐述了危险因素暴露的评估方法；以终末期肾病为例，阐述了房室模型的应用；以膝骨关节炎为例，阐述了如何进行房室样条模型的节点选择；以双相情感障碍为例，阐述了专家先验在房室模型中的应用；以酒精依赖为例，阐述了死因分类对死因别死亡率估计的影响。在后记部分，总结了本书所介绍内容所存在的不足及未来研究方向。

本书翻译初稿主要由我和 4 名硕士研究生完成。其中，我负责前言等其他部分的翻译，崔芳芳负责第 7 章、第 15~20 章、后记、附录的翻译以及译者相互联络协调，张干深负责第 3~5 章、第 10~12 章的翻译，谢聪负责第 1~2 章、第 13~14 章的翻译；熊甜负责第 6 章、第 8~9 章的翻译。最后，由我和中国疾控中心慢病中心周脉耕研究员逐字逐句一一对初稿进行校对与整理。

本书的出版得到国家重点研发计划"重大慢性病疾病负担及防控策略研究"子课题"重大慢性病伤残负担研究"（编号 2018YFC1315302）、国家自然科学基金面上项目"基于统计模型的人群健康大数据修匀与健康评价研究"（编号 81773552），以及国家重点研发计划"重大动物源性病原体传入风险评估和预警技术研究"子课题"四种重大病原体跨境传入和大区域扩散模型研究"（编号 2017YFC1200502）的资助，在此一并致谢！

由于译者水平有限，加之时间仓促，翻译中不妥之处在所难免，恳请广大读者批评指正。

宇传华

E-mail：yuchua@ 163. com

武汉大学健康学院

2019 年 2 月 28 日，于武汉

致　　谢

没有其他人的巨大支持不可能有本书的出版，其中很多人尤其重要，在这里不得不特别感谢！项目经理 Rebecca Cooley 早期领导了该项目，研究生研究员（post-graduate fellow）Samath Dharmaratne、Farshad Pourmalek、Mehrdad Forouzanfar 和 Nate Nair 采用这一模型的初期版本进行了数据测试。还有开发疾病负担研究 DisMod 早期版本的 Mohsen Naghavi、Rafael Lozano、Steve Lim、Colin Mathers、Majid Ezzati 和 Jan Barendregt 等专家，他们不仅带来了大量用户，而且耐心地回答我们当前版本的相关问题。

尤其要感谢 Jed Blore、Rosanna Norman、Saeid Shahraz、Maya Mascarenhas 和 Gretchen Stevens，他们最为辛苦。Jiaji Du 是较早加入的软件工程师，他和 Brad Bell 一起，使我们不够成熟的研究编码足以承担起 GBD 2010 项目的重任。Ben Althouse 在漫长的岁月里，对 Web App 的外观设计做出了突出贡献。此外，还要感谢 Evan Laurie、Brad Bell、Greg Anederson，是他们用软件实现了本书所描述的方法，并且成功用于 GBD 2013 研究。Kelsey Pierce、Tasha Murphy、Patricia Kiyono 和 Adrienne Chew 帮助将零散的数学公式和幻灯片内容整理到本书之中。最后要感谢 IHME 学士后研究员（post-bachelor fellowship）Hannah Peterson，是她帮助完成了本书多个章节的初稿。

Abraham D. Flaxman 也要感谢 Jessi Berkelhammer 和其他家庭成员，是他们的一直支持才能使 DisMod-MR 开发和相应方法撰写顺利完成。由于各种原因，本书的出版日期有所推迟，在此道歉！

尽管不是单独完成这项工作，但我们对本书出现的任何错误承担全部责任。

前　言

　　描述流行病学 Meta 回归框架是针对描述流行病学指标的一整套全新 Meta 分析方法。从基本原理出发，本书介绍了一体化系统模型，构建了疾病负担研究（如全球疾病、伤害和危险因素负担 2010（GBD 2010）研究）的发病率估计理论基础，估计方法依赖于不同国家、性别、年份的一系列非致死疾病、伤害和危险因素的年龄别患病率。

　　GBD 2010 是测量所有主要疾病、伤害和危险因素水平及其趋势的团队合作研究，首个标志性成果是 2012 年 12 月发表的一系列论文[1-7]，这些文章给出了 291 个疾病和伤害、67 个危险因素、全球 21 个区域、20 个年龄组和 187 个国家的疾病负担和危险因素归因估计值。作者有 488 人，来自 50 个国家的 303 个研究单位。

　　作为 GBD 2010 研究的一部分，为了整合非致死健康结局的流行病学资料，我们特别开发了贝叶斯 Meta 回归工具。利用这一工具，对所有流行病学资料构建了各种固定或随机效应的广义负二项回归模型，包括年龄固定效应、预测不同国家变异的协变量固定效应、预测不同研究变异（不同研究方案，超大区域、区域和国家的变动）的固定效应。该工具应用贝叶斯推断估计参数，使用联合后验分布模型整合所有相关流行病学资料。尽管是新的方法，但其研究基础是已在全球健康流行病学中应用将近 20 年的通用疾病建模方法[8,9]。然而，直到现在，模型和方法的描述只能从杂志论文、疾病负担报告、操作手册中零散查阅到。

　　通过描述流行病学方法进行测量以及使用系统综述，可以得到伤残损失寿命年（years lived with disability，YLD），把反映疾病进展的系统动态模型与流行病学率的统计学模型联系起来，大大扩展了以前的疾病负担估计模型。这种系统动态建模和统计学建模相结合来整合所有可获得资料的方法，称为一体化系统建模（integrative systems modeling，ISM）。这种将统计学基础知识融入到广泛贝叶斯框架之中的方法介绍见第 1 章。拟合复杂模型需要高级数字算法，第 8 章提供了马尔科夫链蒙特卡洛（Markov chain Monte Carlo，MCMC）和其他相关计算方法的背景知识。

系统综述的经验表明，所有可获得的相关数据通常都是稀疏的、带噪声的。在 GBD 估计中，数据稀疏通常意味着全球所有地区没有任何数据可得到，需要利用危险因素和其他 Meta 回归解释变量来预测患病率，否则会默认为该区域、超大区域或全球的平均值。处理噪声数据则是另一个挑战，不同区域或国家的许多指标通常呈高度异质，甚至异质度远远超过抽样误差大小，具有相当大的非抽样变异。非抽样变异的来源有：抽样设计，样本缺乏代表性，以及资料收集、病例定义和诊断技术等执行问题。同时，存在真正的地理差异，使事情变得更为复杂。

在估计非致死疾病结局的患病率时，其他常见的挑战还有：

● 基于生物和临床知识，关于疾病或情况的发病率或患病率年龄模式会有一些先验看法。例如，由于致癌物的累积暴露，人们可能会认为：随着年龄的增加，至少针对成年人而言，许多癌症的发病率也会增加；又如，幼小儿童的躁狂症患病率为 0。

● 已出版研究通常采用诸如 18～35 岁、15 岁及以上等不同年龄组。对于 GBD 2010 研究，需要采用来自不同标准年龄组来产生 20 个年龄组的一致性估计。大多数并发症与年龄之间存在强相关，使得该问题更为严重。

● 在许多情况下，可获得的研究采用了不同的病例定义，比如在糖尿病患病率研究中，发现有 18 个不同定义在使用。如果所有其他定义对应的数据被排除，那么预测只能基于仅有的少数几个研究。一个替代的办法就是利用所有可获得研究的重叠情况，在不同的定义间进行适当调整。

● 在区域或国家内部，并发症（sequela）实际患病率可能变化巨大，埃及丙肝感染率高就是中东和非洲地区的一个典型例子。这种真实率的地区内部异质性必须纳入到 Meta 回归框架之中。

● 收集不同结局、不同疾病、同一疾病不同地区的发病率、患病率、缓解率、超额死亡率或死因别死亡率等各种资料，所有这些资源提供了患病率估计的相关信息。

本书统计学模型的发展，强调了上述挑战，主要集中在稀疏、噪声数据的处理，探索过度离散计数资料的统计学模型，协变量建模解释流行病学资料的系统变异，在无法获得资料情况下如何提高预测准确度，整合专家关于流行病学率与年龄相关知识来构建年龄模式模型等方面。本书还开发了年龄组建模理论，重点强调不同年龄组异质性，这个问题在系统综述中普遍存在。

本书分为两部分，第一部分给出了人群疾病一体化系统建模的理论基础；第二部分包括 12 章，阐述不同疾病或危险因素的 Meta 分析模型构建。

吸烟率实例简介

先简单介绍 2010 年美国吸烟率 Meta 分析实例，然后展现新 Meta 回归框架是如何进行，以及是如何在常规 Meta 分析基础上延伸的。5 个国家级代表性健康调查得到的人群吸烟率在 16%~25% 之间，图 1 所示的森林图给出了实测值和精确度。采用以方差倒数为权重的常规固定效应 Meta 分析，计算得到加权平均值为 17.4%，95%UI（不确定区间，uncertainty interval）为（17.3，17.6）。该方法的问题是：它所能保证的结果准确性没有达到预期，即最终获得的吸烟率平均值的不确定区间并没有覆盖 5 个实测值中的 4 个。

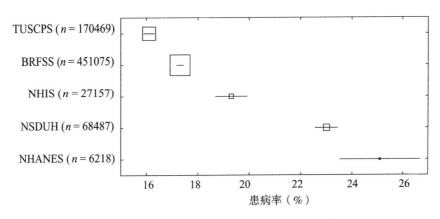

图 1　2010 年美国 5 个国家级代表性健康调查的吸烟率

常规 Meta 分析的下一个复杂步骤就是引入随机效应模型[11]，对于上述数据，该方法得到了和固定效应模型完全不同的平均值，且有更大的不确定区间。在本书第 1 章，将回到这些常规 Meta 分析模型，来阐述每一模型的贝叶斯统计学语言建模。

　　然而，这些常规 Meta 分析方法并没有捕捉到吸烟率的几个重要特征，这些特征通常是疾病负担研究和描述流行学研究所感兴趣的。例如，没有捕捉到吸烟率年龄别模式，没有一种方法能捕捉到不同研究间的差异。例如，国家健康和营养调查（National Health and Nutrition Examination Survey，NHANES）、国家健康访谈调查（National Health Interview Survey，NHIS）是基于个体调查，行为危险因素监测系统（Behavioral Risk Factor Surveillance System，BRFSS）、国家药物使用和健康调查（National Survey on Drug Use and Health，NSDUH）是电话调查，而对当前人口烟草使用补充调查（Tobacco Use Supplement to the Current Population Survey（TUS-CPS）则是部分电话调查，部分个体调查。

　　上述几个研究的调查样本量相差较大，由于随机变异的缘故，一般认为最小样本量的研究（NHANES）很可能估计质量较差，不具代表性最差。另一方面，NHANES 是基于个体的调查，调查者较长时间与社区接触，获得了社区支持，有较高的应答率（占所有年龄检查样本的 77%）；NHANES 也测量了血液中尼古丁代谢产物，可以对其他所有调查的自报吸烟率进行其他方式确认。这就提示了一个复杂的真相：除样本量外，还有很多其他因素决定数据来源质量[12]。尽管 Meta 分析提供了整合各种质量数据来源的一些方法，但还必须基于具体实例进行细致分析，这是一个具有挑战的领域。

　　下面转到另一个更复杂的例子，阐述为什么本书给出的框架优越于常规 Meta 分析。

一个启发性例子：　帕金森氏病

　　现在，我们将帕金森氏病（Parkinson's Disease，PD）的描述流行病学 Meta 回归分析作为一个启发式案例。PD 的系统综述是 GBD 2010 研究的一部分[6]，结果综述需要合并不同地区、年龄、性别、年份的患病率，通过患病率以及伤残权重来度量伤残损失寿命年（years lived with disability，YLD），再结合早逝损失寿命年（years of live lost，YLL）获得伤残调整寿命年（disability-adjusted life years，DALY），DALY 度量了 PD 的疾病负担。

　　PD 是神经退行性疾病，包括早期阶段的震颤和僵直等运动功能障碍症状，随着疾病进展，患者将出现认知能力下降、痴呆和睡眠-觉醒调节紊乱等非运动症状。静止性震颤、移动缓慢、强直、直立不稳四个基本症状至少会出现两个，作为 PD 诊断的标准定义。PD 无法治愈，主要以延缓病情加重、缓解运动症状和伤残作为治疗目的[13-15]。

PD 系统综述获得 116 个研究，满足纳入标准的有 660 个患病率、99 个发病率和 13 个标化死亡比（standardized mortality ratio，SMR），按年龄性别分类，产生了 782 个数据点。详尽考虑这些资料中的每一个，是有意义的。

患病率（prevalence）：患病人数占人口总数的比值。比例基数可以是 1/100，但对于诸如 PD 等较罕见疾病，则需要采用 1/10 万等其他基数。Mutch 等[16]的"苏格兰市帕金森氏病"研究是一个较为典型的 PD 患病率系统综述，该研究团队筛查了该市 Aberdeen 地区 1983 年 6 月至 1984 年 3 月的医院 PD 患者病历，然后通过访谈和检查来筛查阳性个体，确诊 249 人。结合 1981 年该市的 151616 人普查结果，得到粗患病率为 164/10 万，同时也给出了不同性别、5 岁组距的年龄组患病率，其中最高是 85 岁以上男性，患病率高达 2660/10 万。

PD 系统综述的患病率资料收集面临许多挑战，在本章开始有所介绍，后面章节将详细探讨，包括：不同年龄组数据整理（见第 3 章）问题；国家级代表性研究和次国家级研究、神经学家病例确诊研究和无专家确诊研究、无标准化诊断准则的研究（见第 6.1 节）问题；资料来自 16 个 GBD 区域的 36 个国家，PD 患病率水平有很大不同（见第 6.4 节）问题；吸烟率等协变量（假定采用这些协变量可预测其变异，见第 6.2 节）问题；国家内部和研究之间非抽样变异较大（见第 2.5 节）问题。

发病率（incidence）：每人每时间单位新发该病的概率。就 PD 而言，该指标测量了每 10 万人年（peson years，PY）的发病情况。系统综述中，一个典型的 PD 发病资料收集，是 Benito-León 等的"西班牙中部 3 个老年人群的帕金森氏病和帕金森氏症的发病率"[17]研究。该研究招募了无 PD 的 5160 个对象作为队列，3 年随访，对每个人进行检查，获得 PD 发病 30 人，由于各种原因，仍有 1347 人未接受检查。研究假定失访是随机的，获得粗发病率为 236/10 万人年，95% 置信区间（confidence interval，CI）为（159，337），研究也报道了不同年龄、性别的 95%CI，85 岁以上男性发病率为 1017/10 万人年。

PD 系统综述的发病率资料收集，面临的挑战与患病率相同，而且由于必要的重复检查和相应的失访，与患病率相比较，数据的噪声更多，这不仅仅使得发病率测量不准确，而且也使得研究时间更长、成本更高。这也可以解释为什么系统综述中患病率的数据点是发病率的 6 倍。

死亡率（mortality）：标化死亡比（standardized mortality ratio，SMR）是某人群死亡率与全人群死亡率的比值。由于是比值，所以 SMR 无单位。Kuroda 等的"对帕金森氏病态度及其死亡率影响的研究"是一个典型的 PD SMR 资料收集的系统综述[18]，该研究利用健康档案观察了 433 个 PD 患者，这些人在日本大阪于 1978—1987 年间接受了公共卫生护士的访问调查。每个病人平均随访时间为 4.1 年，发现 68 例死亡，粗死亡率为 38/千人年。如果这些 PD 病人死亡率与同期大阪全人群相同，则期望死亡数为 26.7，由此获得 SMR = 68/26.7 = 2.54。

PD 系统综述的 SMR 资料收集所面临的挑战与发病率相同。这些资料需要观察全人群死亡率，以此作为标化率计算的分母。尽管通常情况下该指标比死因别死亡率更精确，但同样面临挑战。用全人群来标化 PD 死亡率，是假定 PD 样本死亡率没有任何升高改变，但方便抽样方法可能导致相对全人群而言无代表性，由此导致 SMR 偏倚。

作为 GBD 2010 的一部分，应用死因组合模型（cause of death ensemble model，CODEm）对 PD 死因别死亡率（cause-specific mortality rates，CSMR）进行了单独分析[19]，按地区、年龄、性别、三个年份（1990、2005、2010）分类，有 1638 个额外的死因别死亡率数据点。用每人每单位时间度量死因别死亡率，对于类似 PD 的疾病，可方便采用每万人年。注意：死因别死亡率意味着死者根本死亡原因是 PD，但不仅仅只有这一死因。这一微小差异将在第 2.7 节和第 20 章做进一步阐述。

基于模型自身估计，这些 CSMR 数据具有一定局限性。CODEm 可真实估计 DALY 所包含的早逝损失寿命年（YLL），但当对 DALY 评估所需的患病率进行估计时，额外输入 CSMR 数据通常不能完全解决问题，如在丙肝病毒（hepatitis C virus，HCV，见第 13 章）CODEm 模型中，利用 CSMR 来产生患病率估计值就是这种情况。

数据质量（data quality）：正如上述讨论，在系统综述中，不同流行病学资料类型的收集有其固有局限性，如测量发病率，明显需要重复检查研究对象，而测量患病率只需一次检查，这就是为什么除了常规流行病学 Meta 分析要考虑的样本量外，还有研究实施、诊断标准、诊断技术可获得性等很多因素对数据质量产生影响。有时，可获得足够信息来判断研究质量对结果的影响，这将是

第 6.3 节的主题，但 PD 数据集不存在这种情况。

　　即使限制数据来自特定地区，如西欧，数据仍存在噪声和异质性，见图 2。图 2（a）中的圆圈代表数据点，x 轴为年龄组中值，y 轴为实测值。图 2（b）、（c）、（d）中的每个数据点由水平条表示，水平条的左、右端点分别表示年龄组的开始、结束年龄，条在 y 轴对应的位置为实测值。第 5.1 节将给出这种年龄组重叠、实测值各异情况的稳健估计方法。

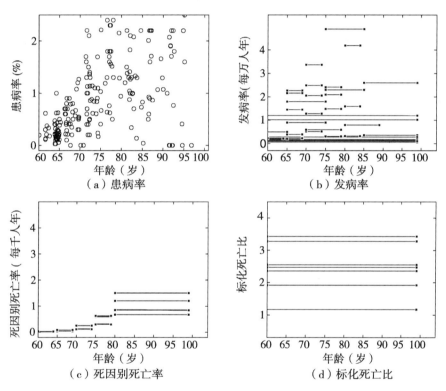

图 2　来自西欧的帕金森氏病流行病学描述系统综述数据点

　　这些数据点代表了出于多种原因实施的各种不同研究结果，有些代表一个国家，有些代表一个省市地区；有些由神经病学家诊断有无疾病，而有些很少接受专家意见；有些采用了某些方面不同于金标准的非标准 PD 定义。在第 6 章将讨论不同研究水平的固定效应模型，在第 14 章再作进一步阐述，解释不同诊断标准和不同研究目的导致的偏倚。模型结果表明，次国家级研究与国家级研究相比，并不存在更多偏倚，前者估计值在对数空间平均改变−0.03，95%UI 为

（-1.1，1.2）（第 1 章将给出 UI 概念的准确定义）。与之类似，不采纳神经病学家研究的对数空间改变 0.02，95%UI 为（-0.3，0.3）。另一方面，相对使用标准定义的研究而言，使用非标准 PD 诊断定义的研究是系统偏向低水平患病率，效应系数在对数空间平均改变为-0.48，95%UI 为（-0.7，-0.2）。

系统综述中所有数据收集仅仅覆盖了 36 个国家、16 个 GBD 区域，而 GBD 2010 需要包括 187 个国家、21 个区域的按年份、年龄、性别分类的估计值。为了预测按年份-年龄-性别分类的估计值，通过协变量和固定效应建模解决流行病学资料缺失问题，见第 6 章。PD 模型采用了每天人均茶/咖啡摄入量、国家吸烟率作为协变量。每增加一个单位的人均每天茶/咖啡摄入量，估计值在对数空间平均改变-0.34，95%UI 为（-0.5，-0.2）。与之类似，每增加一个单位的国家吸烟率，估计值在对数空间平均改变-0.02，95%UI 为（-0.05，-0.01）。

不可解释的非抽样变异，是噪声和异质性数据的另一些问题，第 6 章解释了如何采用随机效应模型估计同一区域的国家之间、同一超大区域的区域之间的系统差异。因为该数据仅仅来自西欧，所有西欧国家层次的随机效应模型均是合适的。例如，荷兰患病率模型估计值高于区域平均值，使估计值高出 20%，95%UI 为（0，50%）。模型也获得英国患病率估计值低于超大区域平均值，使估计值低了 15%，95%UI 为（0，30%）。

不同流行病学参数间存在关联性，如每一患者曾经是一个新发病例。第 7.2 节将详细讨论合并所有参数来产生内部一致性结果的问题。通过下面讨论的数据冲突处理，Meta 分析产生患病率最佳估计值及其不确定范围值（见图 3）。

从系统综述到 Meta 回归

为了呈现本书开发的描述流行病学 Meta 回归框架的历史背景，先给出 Meta 分析和系统综述的概要和简介。

Meta 分析是对具有一组关联假设的几个研究结果进行合并，用最简单形式识别所有研究的一个共同感兴趣指标，对之进行加权平均后就是 Meta 分析的输出结果，如可采用各研究样本量进行加权。

Meta 分析的历史可追溯到 1904 年 Karl Pearson 的工作，当时英国军队委托 Pearson 评价军队伤寒接种活动[20]，Pearson 从来自印度和南非的两个研究中获得了伤寒接种和死亡率资料，但由于两个研究样本量均较小，所收集数据无法

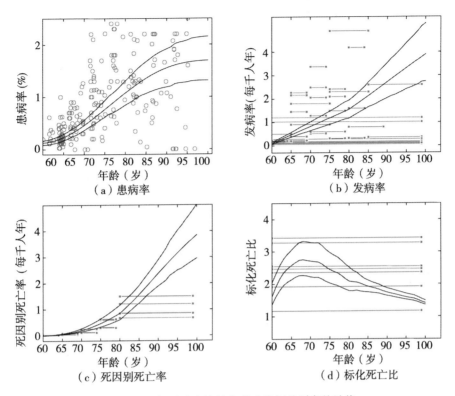

图 3 2005 年西欧女性帕金森氏病年龄别率估计值

进行可靠分析。为了增加样本量，他合并了这些资料，由此进行了公共卫生领域第一个 Meta 分析。不幸的是，这一开创性研究几乎没有得出结论。对于这种异质性资料和无规律结果，Pearson 提出了对不同研究结果如何分配权重的问题，尽管开局不利，但 Meta 分析仍得到了继续发展。

自 Pearson 以来，系统综述技术已得到广泛发展。每年大量的相关出版物促使研究者设计出概括、综合大量研究结果的新方法。自 1907 年，即第一个 Meta 分析之后的第 3 年，到 2007 年，科技出版物呈爆炸式涌现。在过去的 100 年间，美国化学学会编辑的文摘数量每年增长 4.6%，美国数学学会编辑的出版物数量每年增长 5.9%，工程研究数据库索引出版物数量每年增长 3.9%[21]，世界最大生物医学文献数据库 PubMed 目前包括 2100 余万条引文[22]。尽管如此，数据仍如以往一样异质和无规律，当然，对于描述流行病学资料同样存在这一挑战。一体化系统建模提供了从各类数据中获取最多信息的框架。

随着科技出版物数量的增长，识别各种数据来源，并采用 Meta 分析进行综合分析，变成了一项艰巨任务。这一挑战使得识别数据来源的过程变得规范化，系统综述得到进一步发展。Cochrane 协作网有超过 28000 名志愿者对健康干预随机对照试验数据进行综述分析[23]，除了提供广泛干预效果的有价值信息外，还创建了指导系统综述的详细手册。Cochrane 协作网认为，"系统综述"就是对相关研究进行有条理且明确的识别、选择、评价、收集和分析，而 Meta 分析就是应用统计学技术合并来自系统综述的各种结果[24]。

系统综述和 Meta 分析的首选报告项目组（Preferred Reporting Items for Systematic Reviews and Meta-analyses，PRISMA）也研发了系统综述指南，涉及现代方法和操作步骤的标准化[25]，PRISMA 划分系统综述过程为 4 个阶段：识别、筛选、资格和纳入。在"识别"阶段，搜索 PubMed 等数据库以及与相关研究人员或机构联系，查找文献，综述人员采用特定的一组数据库搜索关键词，以便使研究更透明、可重复。在"筛选"阶段，综述人员剔除重复与无用文献。在"资格"阶段，综述人员排除不明确满足纳入标准的文献，如某些流行病学系统综述仅需要随机对照试验证据，就会排除观察资料文献。在"纳入"阶段，综述人员完成用于系统综述的文献收集与研究。

Meta 分析关键依赖于系统综述过程，在 Cochrane 协作网和 PRISMA 很容易找到这个术语，Meta 分析就是合并证据的统计学方法，这一定义清晰区分了系统综述与 Meta 分析，也将合并定性研究信息的非统计学方法"研究综合（synthesis）"或"证据综合"与 Meta 分析区别开来。

作为 GBD 2010 的一部分，疾病专家组对每一种疾病与危险因素使用这一方法。通常有描述流行病学数据源，诸如医院住院管理数据库或定期健康访谈调查，感兴趣指标没有摘录或发表，所以捕捉未发表数据源的努力远远大于对 Cochrane 图书馆中干预研究的常规综述。对于某些疾病，如血吸虫病，大量数据（多于 98%）来自非同行评议文献。方法学的挑战就是要忽略原始流行病学指标，将这些数据作为输入来产生感兴趣的发病率、患病率、病程等流行病学参数。

迄今为止，Meta 分析技术最常用来估计流行病学干预效应，通过合并所有干预研究，Meta 分析给出比任一单独研究更精确的效应值。

Cochrane 指南提醒，进行 Meta 分析时，不要比较十分不同的效应指标或十分不同的病人总体[23]。这正是微妙之处，在这些方面，干预 Meta 分析比描述流行病学资料 Meta 分析更为明确。实际上，不同结局指标的比较正是本书的核心，本书提出的方法就是为了比较患病率、发病率、缓解率等描述流行病学研究结果，比较不同年龄组、性别、地区和年份的人群死亡风险。

但是，我们的框架不是没有先例的，下面讨论"通用疾病建模"成果，描述流行病学的一体化 Meta 回归方法就是以这一成果为基础的。

通用疾病建模的历史

自 20 世纪 90 年代开始，就可以使用软件进行描述流行病学疾病建模，这些软件的开发与改良为方法学推广与改进奠定了基础。如 DisMod I 是 20 世纪 90 年代早期最初始全球疾病负担研究的分析软件，20 年来通用疾病建模的 DisMod 软件家族大有改进，其计算能力也显著提高，方法学发展同样令人振奋。方法学发展足迹从简单电子表格演变到了稳健 Meta 回归框架，见图 4。

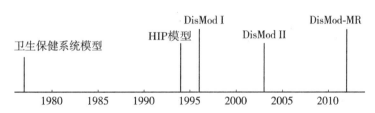

图 4　从 GBD 研究开始至 GBD 2010 的描述流行病学建模软件的时间变迁

第一个 DisMod 软件的前身是哈佛发病-患病模型（Harvard Incidence-Prevalence，HIP），在 Lotus 123 电子表格中安装使用[8]。该模型分为 5 个年龄组，输入瞬间发病率，缓解率和超额死亡率，产生患病率和病程估计值。该模型通过构建寿命表来模拟一组包含年龄别发病率、缓解率、病死率、一定死亡风险的队列。对寿命表中的每一年份，模拟一个简单三房室模型，得到易感数、病例数和死亡数，作为寿命表的下一年份值。使用该模型主要有三个目的：在已知发病率、缓解率和超额死亡率时来获得患病率；对没有直接归类的死亡进行归类；患病率已知情况下获得发病率。对于第三个用途，在 HIP 模型中需要交互式操作，因为未知要输入的发病率。

正如科学界常发生的事情，于 20 世纪 70 年代澳大利亚应用系统分析国际研究所已经提出了十分类似的方法[26]。为了改进卫生部门的管理与规划，作为大项目的一部分，该工作开发了通用卫生保健系统模型，该模型的一项内容就是由发病率计算患病率，假定人群在不同年龄段发病，并在期间内死亡。尽管该模型主要为晚期疾病设计，但许多方面类似于 DisMod，它被澳大利亚、法国、比利时用于恶性肿瘤的患病率估计。

第一个全球疾病负担研究的过程中，HIP 模型进化成为 DisMod I[27]，改变成四房室模型和微分方程相应系统。正如 HIP 模型，在 DisMod I 的 9 个年龄组中输入发病率、缓解率、超额死亡率等瞬间率。此外，作为年龄函数，DisMod I 也用于估计伤残并发症平均病程。GBD 1990 分析师交互式应用 DisMod I 来寻找患病率、发病率、缓解率、超额死亡率和死因别死亡率等，获得与资料相匹配的答案。DisMod I 解决了多项挑战：成功解决了从发病率获得患病率，或从患病率获得发病率问题；估计时考虑了发病率、患病率和死因别死亡率之间的一致性问题。

DisMod II 从正向模拟迈向了优化领域，有更多的输入选择，用户界面友好，提供了详细用户手册，比以前交互式版本更加好用[9]。除了接受输入一致的发病率、缓解率和超额死亡率等瞬间率外，DisMod II 也可以采用年龄别患病率、死因别死亡率以及全人群发病率和病程；还提供了资料冲突情况下的算法，用单纯法使年龄别率输入与年龄别率估计值输出之间的权重差异最小。尽管 DisMod II 已包括优化，但这还不属于统计学似然估计。

世界卫生组织（World Health Organization，WHO）免费分享了 DisMod II 软件，使得通用疾病建模方法已在近 10 年广泛应用于疾病负担研究。这些研究采用了全球统一方法，其目的在于估计国家层次政策制定需要的疾病负担，至少有 37 个国家已经承担了国家和次国家级疾病负担研究，如澳大利亚、智利、哥伦比亚、马来西亚、毛里求斯、墨西哥、泰国和津巴布韦等[28-35]。

尽管得到了广泛应用，但 DisMod II 仍受到质疑。一个方法学问题是：应用扩展性模型来产生展示表面效度的一致性估计十分困难，如年龄模式仅仅是随年龄单调增加的函数。尽管拥有领域专家的较强先验信息，但预测结果仍常常是一个年龄函数，随着年龄的波动而波动，DisMod II 为了获得一致性估计，尽可能接近于简单输入率，由此导致了预测结果的扭曲。

DisMod II 工作流程的另一个重大挑战是，为了获得最好估计，至少需要输入 3 个独立率。系统综述通常发现有多个年龄别率，而在 DisMod Ⅱ 中只能输入其中一个。因此，用 DisMod Ⅱ 做 Meta 分析需要有一个预先处理步骤，即将大量收集的测量数据转化为一个最佳患病率估计值，多是对不恰当的年龄组率进行转换，这通常需要分析者为每一个国家-年份的每一参数挑选最适合数据源，而不是整合所有可用资料。

DisMod Ⅱ 的第三个挑战就是参数不确定性的稳健估计，尽管系统包括了由输入参数产生结果不确定性估计值的方法，但该方法较麻烦，实际工作中很少得到应用。

最后，尽管对于单一地点、时间的几个不一致参数估计值，DisMod Ⅱ 可给出十分好的一致性估计，但对于许多不同地点、时间的参数估计，若要产生可比较估计值，则数据分析师会十分费劲。在 GBD 2010 研究中，需要对 21 个区域、3 个时间点以及分性别进行估计。即使每一个单独分析很简单，但对于所有地点、时间、性别而言，数据分析负担特别重，也就是说，简单分析需要重复126 次。

GBD 2010 研究重新完善了这一方法，估计过程同样包括形式推理技术[6]。该方法之后的普适原则就是非线性混合效应模型，即一体化系统建模，包括处理系统动态模型和资料统计学模型两个特征部分。不做向前模拟，这是系统动态建模的普遍情况，取而代之，利用模型求解逆向问题，这种模型十分有效地整合了所有可利用数据源。在 HIP 模型基础上构建了房室模型，直接利用系统综述中摘录的数据，采用贝叶斯方法拟合年龄标化、负二项、混合效应样条模型。所采用的计算机方法也自动给出了参数的不确定性估计值，并且通过简单转换，给出了所有模型估计值的95%UI。在第 1 章、第 8 章贝叶斯计算中，阐述了该方法的优点。

利用免费、自由开源软件包 DisMod-MR 可实现 Meta 回归技术，本书第一部分主要介绍方法的理论细节；第二部分给出了一系列实例应用，阐明了第一部分理论知识的所有特性。

本书没有包括哪些内容

对 Meta 回归的研究，不仅仅是方法研究、DisMod-MR 软件实现以及应用到GBD 2010 中，仍有许多工作要做，如提高计算效率，提出空间合并的最佳方法，更为准确的时间趋势合并，以及交互验证中样本以外预测的有效性指标发展（再次出现计算效率问题）。在介绍理论知识和实例应用之后，将在后记更加详细介绍这些问题以及其他问题。

本书建立的 Meta 回归框架，对描述流行病学中许多其他重要研究领域同样适用，但在本书中没有介绍。尽管采用适当资料可以比较民族、社会或经济地位所导致疾病的不均衡性或差异性，但本书没有强调。尽管性别估计是 GBD 2010 研究的核心，但不是本书的重点内容。尽管 Meta 回归总体框架可以进行时间趋势分析，但 GBD 2010 研究仅采用特殊计算工具简单处理了这一问题，本书第二部分的应用中完全没有涉及。

不管怎么说，除了本书所介绍的知识仍有大量内容需要呈现。即使方法学发展还有很多空间，但记录下 GBD 2010 研究所用方法仍然十分重要。

（Abraham D. Flaxman，Theo Vos，Christopher J. L. Murray 编写，宇传华 译）

目　录

第一部分　理论方法

第二部分　实 例 应 用

第一部分

理论方法

第1章 贝叶斯方法简介

"贝叶斯统计学"令人生畏,也颇具争议,但本书仅呈现其中一些简捷方法。拉普拉斯(Laplace)和贝叶斯(Bayes)于18世纪首创了贝叶斯方法,该方法能够灵活地汇集不同类型数据,并尽可能利用可用信息。20世纪50年代,贝叶斯方法已成功用于统计学推断。由于算法高效、计算快速,认可它的人越来越多,在近二十年来,贝叶斯方法日益成为统计学的主流[36]。已有很多优秀书籍深度探讨过这一方法[37,38],所以本章不过多赘述,本书仅介绍后面章节可能用到的一些相关概念,一方面帮助没有接触过贝叶斯方法的读者学习,另一方面帮助接触过贝叶斯方法的读者进一步理解书中的符号和思想。

在数理概率论中,基于条件概率贝叶斯定理可简单表示为

$$\mathbf{P}(A \mid B) = \frac{\mathbf{P}(B \mid A)\mathbf{P}(A)}{\mathbf{P}(B)}$$

作为学者,尚不明白为什么它值得以任何人名字命名,然而,当应用于实测值和理论值时,贝叶斯定理就成为整个数学原理的核心。虽然贝叶斯方法的演变亦是有趣话题,但本章不会谈论这些,仅对贝叶斯方法的应用做介绍。

上式中每一部分都有特定名称,并通常使用特定符号表示,其中分母未知且无需知晓。统计学家有时也喜欢用 θ 和 X 来分别代替 A 和 B,符号 $\propto$ 表示"成正比",由此贝叶斯定理可写成

$$\mathbf{p}(\theta \mid X) \propto \mathbf{p}(X \mid \theta)\mathbf{p}(\theta)$$

其中,$\mathbf{p}(X \mid \theta)$ 称为似然,$\mathbf{p}(\theta)$ 称为先验,用 $\mathbf{p}(\cdot)$ 代替 $\mathbf{P}(\cdot)$ 来强调概率密度。式中,X 代表数据,θ 代表参数,通常情况下两者都是多维的。等式左边为后验概率,贝叶斯方法就是通过结合观测数据、先验概率和似然函数来获得后验概率。

前言中已给出2010年美国成人吸烟率的5个国家级代表性健康调查研究,下面用一个简单例子来帮助读者理解。

1.1 Meta 分析实例：吸烟率

在 Meta 分析的固定效应讨论中，提到过将所有实测值转换成单一估计值的简单方法，即加权平均法——按照实测值方差之倒数进行加权。贝叶斯方法采用一个简单似然函数就能完成，即

$$X_i \sim \text{Normal}(\pi, s_i^2)$$

式中，X_i 是研究 i 的吸烟率，s_i 是率的标准误，这些符号都是习惯用法。要用上面的贝叶斯公式准确地表示出函数，首先要知道 $A \sim D$ 的含义，即随机变量 A 服从 D 分布，再转换成以下更明确的公式：

$$p(X_i \mid \pi) = \frac{1}{\sqrt{2\pi}\, s_i} \exp\left(\frac{(\pi - p_i)^2}{s_i^2}\right)$$

假设上式中 X_i 独立，有

$$\mathbf{p}(X \mid \pi) = \prod_{i=1}^{5} \mathbf{p}(X_i \mid \pi)$$

为了表达更明确，将例子中的数据 X 表示成如下 5 行 2 列的数组形式：

$$X = \begin{bmatrix} X_1 \\ X_2 \\ X_3 \\ X_4 \\ X_5 \end{bmatrix} = \begin{bmatrix} p_1 & s_1 \\ p_2 & s_2 \\ p_3 & s_3 \\ p_4 & s_4 \\ p_5 & s_5 \end{bmatrix} = \begin{bmatrix} 25.1 & 0.81 \\ 23.0 & 0.23 \\ 19.3 & 0.32 \\ 17.3 & 0.07 \\ 16.1 & 0.11 \end{bmatrix}$$

接下来就可以使用很多统计方法，但本书仅使用似然函数 $\mathbf{p}(X \mid \pi)$ 来推断模型参数 π。这种方法基于似然原理，也就是假定使似然函数最大时求得的 π 值为真实吸烟率的最好估计值。

然而，除似然函数和观测数据之外，贝叶斯方法还需要另一个要素，即先验概率。在数学上，需要为模型参数向量 θ 指定一个概率密度（本例 θ 只有一个元素，即 π）。可以指定任何概率密度，如指定在区间 [5, 55] 呈均匀分布，则有：

$$\mathbf{p}(\theta) = \begin{cases} \dfrac{1}{50}, & 5 \leqslant \pi \leqslant 55, \\ 0, & \text{其他} \end{cases}$$

贝叶斯统计思想认为 $\mathbf{p}(\theta)$ 的选择是进行推断时不可或缺的要素，在主观贝叶斯的传统理解中，概率密度 $\mathbf{p}(\theta)$ 基于主观信念，是统计学家在接触数据之先前关于模型参数的经验（先验因此得名）。然而，目前尚不明确先验从何而来，以及如果规定先验，或者先验真的存在，那么如何得出先验。关于这个问题的详细讨论，接下来会有专门章节介绍，如果读者感兴趣，还可以广泛阅读贝叶斯数据分析的相关书籍或哲学著作[39,40,41]。

从古至今，先验的特定函数形式尤受关注，这是因为，在计算机时代之前，采用特定函数形式更便于计算。主观先验包括无信息先验、扩散先验、经验先验及弱信息先验等，从务实的角度来看，扩散先验最有前途，因为它既不拒绝贝叶斯哲学的主观性质，又强调分析者应尽可能从先验中获取最少信息。

假定由我来设定信息先验，作为分析者（最好咨询过领域专家），在看到数据之前，就要给出吸烟率的主观信念。但不幸的是，我见过数据，所以现在我不得不回想之前我的想法：我不了解这些吸烟者，但考虑到周围重视健康的氛围，所以我猜 2010 年美国成年人吸烟率不高，为十分之一。同样，我也知道西雅图人并不代表全部美国人，我在匹兹堡时，看见很多人在酒吧吸烟，所以即使吸烟率为十分之三也不令我惊讶。但每个人都知道吸烟有害身体，所以如果吸烟率为十分之七，那会是一个惊人的数字。粗略表示主观信念的密度函数核如下：

$$\mathbf{p}(\pi) \quad \propto \exp\left(\frac{(\pi - 10)^2}{20^2}\right)$$

正态分布恰巧是一个方便计算的先验，因为当结合这个先验和似然时，将更容易表达后验的函数形式。然而，有点奇怪的是，这可能得出吸烟率小于 0 或大于 1 的情况。上述方程虽然有效，但统计哲学家（或应用流行病学家）可能更喜欢将公式表示为

$$\mathbf{p}(\pi) \quad \propto \begin{cases} \exp\left(\frac{(\pi - 10)^2}{20^2}\right), & 0 \leqslant \pi \leqslant 100, \\ 0, & \text{其他} \end{cases}$$

本例的无信息先验可简单认为所有 π 值都类似等于一个先验值，即

$$\mathbf{p}(\pi) \propto 1$$

而本例扩散先验分布与截断正态分布类似，标准差很大时，预测吸烟率为十分之一，即

$$\mathbf{p}(\pi) \propto \begin{cases} \exp\left(\dfrac{(\pi - 10)^2}{1000^2}\right), & 0 \le \pi \le 100 \\ 0, & \text{其他} \end{cases}$$

最后，采用简单方式得出经验先验，例如，计算 5 个吸烟率的算术平均值为 20，相应标准差为 3.8。在正态分布中使用这些参数，有

$$\mathbf{p}(\pi) \propto \exp\left(\dfrac{(\pi - 20)^2}{3.8^2}\right)$$

尽管这些结果备受争议，但采用不同先验估计得到的吸烟率差异并不大（也并非十分好）。为了看到不同先验带来的差异，在似然函数、数据和先验确定情况下，讨论如何构建后验分布是有意义的。

根据似然、数据和先验，贝叶斯定理较好地定义了后验，这是具有实用意义的后验分布之总结。例如，将后验分布下 π 的平均值作为吸烟率的点估计，可写成

$$\hat{\pi} = \int \pi \mathbf{p}(\pi \mid X)\, \mathrm{d}\pi$$

也可算出中位数、众数，当其取值与平均值相同时会令人更放心。

给出后验分布的范围也是有意义的，本书习惯性地给出概率密度的 95% 范围，即 95% 不确定区间（uncertainty interval, UI），更确切地说，就是 95% 最大后验密度（highest-posterior density, HPD）区间。

如何获得复杂模型的后验分布平均值、中位数、众数和 95% UI，是一个热门研究领域，第 8 章详细介绍了这些方法。因本例的参数空间是一维的，故可以通过相对简单的计算获得所有值。结果见表 1-1。

表 1-1 六种先验分布下固定效应 Meta 分析得出的后验分布平均值以及 95% UI

先 验		后验平均值	95% UI
Uniform（5，55）	均匀分布	17.44	(17.32，17.55)
Normal（10，20^2）	正态分布	17.44	(17.33，17.56)
TruncatedNormal$_{[0,100]}$（10，20^2）	截断正态分布	17.44	(17.32，17.56)
Uninformative	无信息	17.44	(17.33，17.55)
TruncatedNormal$_{[0,100]}$（10，20^2）	截断正态分布	17.44	(17.，7.56)
Normal（20，$(3.8)^2$）	正态分布	17.44	(17.32，)

有吸引力的建模核查方法就是将观测数据（或小结性指标）与后验预测分布（posterior predicted distribution）进行比较。其思想是：通过指定观测数据的似然来构建模型，通常是产生分布函数。上述模型的另一种表达式可粗略写为

$$p_i^{\text{repl}} \sim \text{Normal}(\pi, s_i^2)$$

计算该表达式很容易。虽然此表达式遵循了上述内容，但正式地把它增加到模型之中还有一定难度。

将 p_i^{repl} 的分布与 p_i 实测值进行比较（这提供了一种评价模型的方法）可见，观测数据与后验预测分布保持一致是相当困难的。

1.2　另一个 Meta 分析实例：吸烟率的随机效应模型

上节所给模型存在一个问题：5 个预测吸烟率不确定区间中，有 4 个与实测值不确定区间不重叠。采用随机效应模型可以解决此问题，在上节所给模型中增加一个参数，用来捕捉抽样误差之外的额外测量误差。通过为每个实测值引入一个非抽样误差潜变量 u_i 来实现，可粗略表示为

$$X_i \sim \pi + u_i + \text{Normal}(0, s_i^2)$$
$$u_i \sim \text{Normal}(0, \sigma^2)$$

该模型有一个未知全人群吸烟率 π，有一些未知的、由非抽样误差产生的、每一个实测值均不同的吸烟率 $\pi + u_i$。尽管该模型没有明确解释实测值之间的差异，但却能足够灵活地来反映抽样与非抽样误差。

此层次函数包含了足够信息，第一行给出了完整的似然函数；第二行给出了先验，但没有完整描述先验，完整描述先验必须包括 π 和 σ。每一对 u_i、σ_i 通常会同时出现，所以计算方面没有必要在参数向量 θ 中包含 u_i。理论上这样做没有错，但对于更复杂的模型，这是唯一办法。

独立地对待 π 和 σ，通过指定 $\mathbf{p}(\pi)$ 和 $\mathbf{p}(\sigma)$ 作为先验来完成模型。但现在，根据 π 的边缘后验分布平均值和离散度派生的吸烟率估计值来选择先验是灵敏的，获得估计值的详细计算方法将在第 8 章介绍。表 1-2 显示了在随机效应 Meta 分析中不同先验的影响情况，与固定效应 Meta 分析（表 1-1）相比较，随机效应 Meta 分析结果有更宽的不确定区间且后验平均值更大。

表 1-2 　　四种先验分布的随机效应 **Meta** 分析对应的后验分布平均值和离散度

先　　验		后验平均值	95% UI
Uninformative	无信息	20.07	（13，26）
Exponential （1）	指数	20.09	（16，23）
Normal （1，1^2）	正态	20.08	（17，22）
Normal （3.8，3.8^2）	正态	20.09	（16，23）

1.3　总结

　　尽管这里贝叶斯方法的简短介绍不能完整地阐释主题，但希望对读者会有所帮助。贝叶斯模型指定似然和先验分布，然后运用贝叶斯定理，从数据得出后验概率。在之后的章节会看到，这种方法非常灵活，能够把很多有用信息整合到描述性流行病学 Meta 回归分析之中。

（Abaraham D. Flaxman 编写，谢聪 译）

第 2 章　率、 比与病程的统计学模型

运用贝叶斯方法对流行病学数据建模时, 似然函数的选择至关重要。本章将重点介绍率、比和病程等描述性流行病学数据建模时所要用到的似然函数, 即本书所指的率模型。率模型是一种精确的数学函数, 在特定模型参数设置下, 尽可能量化每个数据实测值。

这是一个数据统计模型, 不应与常见的、简单表示疾病过程的传统流行病学数学模型相混淆。本章的每一个模型, 无论是应用于率、比还是病程之中, 其本质都是方程。在给定的模型参数下, 此方程能精确量化观测数据的可能值。在第 1 章已提到, 基于似然原理和最大似然估计, 该方程定义的似然函数是整个统计学方法的核心。似然函数也是贝叶斯方法的核心, 且贝叶斯准则结合了似然和先验来获得后验值。本章将探讨几种可以用于描述流行病学指标 Meta 回归的似然函数, 虽然简称为率模型, 但它也能用于比、病程, 甚至是危险因素暴露的模型构建。

研究这些率模型之前, 有必要探讨数据是否完整可得。对于系统综述的每一个研究, 如果研究的所有个体数据完整可得 [这些数据在调查研究中称为微数据, 在 Meta 分析中称为单个病例资料 (individual patient data, IPD)], 则可通过标准的分析二分类数据的技术来进行分析。如果所有的 IPD 可得, 例如下节将会介绍的所有精神分裂症患病率研究, 便可通过 Logistic 或 Probit 回归, 采用固定效应模型来解释一部分非抽样变异, 例如不同诊断准则导致的变异; 采用随机效应模型来解释其他非抽样变异, 例如人群固有差异 (如果差异存在)。当然, 描述流行病学指标的系统综述中有时只有一个研究的 IPD 可得, 但这并不常见 (分析流行病学中, IPD 的汇集分析很常见, 如亚太队列研究合作组的糖尿病所致心血管疾病风险 Meta 分析[42])。

由此可见, Meta 回归模型的任务就是分析所有可得微数据来获得相应结果。方法包含三个部分: 流行病学率模型——捕捉系统综述数据的抽样误差; 年龄

区间模型——解决文献报道的年龄组不统一问题；协变量模型——通过固定和随机效应模型对不同来源数据间的非抽样变异进行模型构建。

对于不同的流行病学参数，如发病率和患病率，可采用第 7 章介绍的系统动态模型来关联数据。过程模型（model of process）描述了数据模型（models of data）是如何彼此相关的，一旦数据模型完全构建好，就可构建过程模型。数据模型是一种统计模型，由似然函数确定，通过似然函数，即概率密度函数，就可根据观测数据，将每个可能参数映射为一个非负数。

2.1　一个启发性例子：精神分裂症患病率

下面采用成年男性精神分裂症人群患病率的 Meta 分析实例，来说明似然函数的作用。严格地说，患病率是一个比值，是指总人口中患病人数所占的比例，但文献中通常用"患病率"来表示患病比。

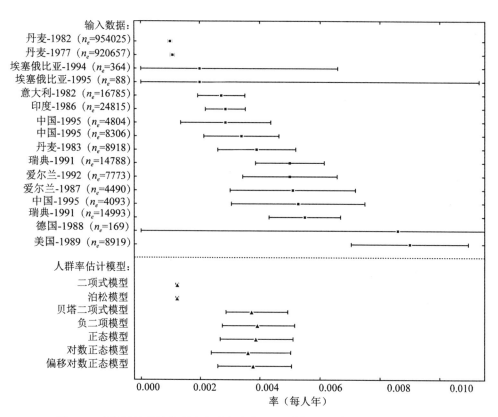

图 2-1　成年男性精神分裂症人群患病率 Meta 分析的 7 种不同模型的森林图

图 2-1 显示了使用 7 种不同数据模型整合 16 个研究的森林图。由图可见，选择不同的模型对中位数和不确定区间的估计结果影响较大，这些模型得出的中位数点估计值在 0.0012~0.004/人年，95%不确定区间宽度为 0.1~2.9。分析噪声数据时，模型的选择更为关键。

接下来介绍几种模型及其优缺点，从最简单的开始，然后逐渐复杂，介绍顺序依次为：二项式模型，贝塔二项式模型，泊松模型，负二项模型，正态模型的三种转换，下限数据模型。

2.2　二项式模型

从概念上讲，由流行病学数据构建的最简单模型是二项式模型（binomial model）。当 $0 \leqslant \pi \leqslant 1$，二项随机变量 X 服从二项分布，有

$$\mathbf{P}[X = k \mid n,\ \pi] = \binom{n}{k} \pi^k (1 - \pi)^{n-k}$$

式中，使用希腊字母 π 强调它是模型参数，而 n 和 k 表示数据。

虽然上式看起来难懂，但背后含义却很简单：n 个受试患者中有 k 个检验结果为阳性。该公式假定每个人的阳性概率为 π；如果 π 已知，便可知道任何子集的检验结果；由于事件彼此"独立"，故某个体是否发生某事件，对其他个体无影响。

上述内容与人群患病率的研究尤为相关，前面已提及患病率是"比"，而不是"率"，是无量纲单位的指标，通常表示为分数或百分比。但从另一方面讲，发病率、缓解率、死亡率是"率"，以单位时间进行度量，如发病率的单位通常是"人年"或"1000 人年"。二项分布是率以及患病率的统计学基础。这不是非常好的模型，按照其直观描述，它可能会出现单位错误，但掌握这个简单模型有利于了解后面更复杂模型。

观测人群样本量为 n、患病率为 r，基于二项分布可得以下容易计算的模型：

$$\mathbf{p}(r \mid \pi,\ n) \propto \pi^{\lfloor rn \rfloor} (1 - \pi)^{\lceil (1-r)n \rceil}$$

式中，$\mathbf{p}(\cdot)$ 表示概率密度函数；$\lfloor \cdot \rfloor$ 表示向下取整，即取比括号内小的最大整数；$\lceil \cdot \rceil$ 表示向上取整，即取比括号内大的最小整数。

请注意，上式没有必要包括标准化项 $\begin{pmatrix} n \\ \lfloor nr \rfloor \end{pmatrix}$，因为此项并不依赖模型参数 π，这个比例常数使数据模型真正成为一个涵盖任意 π 和 n 的概率密度函数。因为不需要知道这个常数，所以没必要用等式，用 "$\propto$" 符号即可。

如前所述，构建模型实际上是通过全面汇集所有研究的个体测量数据，对所有可得微数据进行分析。用 Meta 分析的术语来说，简单使用每个研究人群的样本率获得阳性数，属于 "固定效应 Meta 分析"，这是因为建模时在全人群中率是固定的[10]。

漏斗图是将后验分布与可用数据进行比较的一种图形，它在 Meta 分析中用来识别发表偏倚[43]，它由实测值及其标准误构成的散点组成，把后验分布添加到同一个实测值-标准误坐标轴上，有助于检验模型的拟合情况。

图 2-2 中的漏斗图显示了 $\pi = 0.004$ 时率模型的后验分布。图中的正方形表示 16 个精神分裂症患病率研究的观测率（r）和样本量（n）；黑线表示 95% UI，即 95% 实测值将位于二项式率模型预测的范围内。该图暴露了模型的潜在问题：系统综述收集的数据往往比模型预测结果更分散。图 2-1 森林图的二项式模型显示：精神分裂症患病率的两项大的研究使得模型估计值在绝大多数实测值之下，且总的不确定区间非常狭窄，没有与大部分数据点的不确定区间重叠。

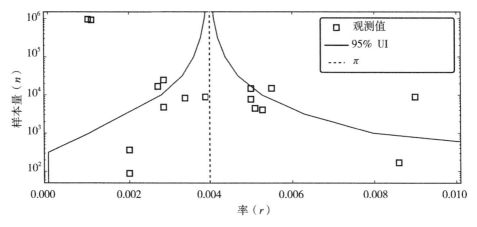

图 2-2 $\pi = 0.004$ 时成人男性精神分裂症患病率系统综述数据（正方形代表实测值）的二项率模型后验分布漏斗图（黑线表示 95% UI）

　　该模型有两个明显不足——估计有偏性和不确定区间过于狭窄。许多测量结果超出了不确定区间上限，且没有一个实测值小于该区间，所以估计是有偏的；不确定区间太小的原因是测量 r 时没有充分考虑噪声数据。如果某项研究的亚组 A 有 50000 人，患病率为 2‰；另一项研究的亚组 B 同样有 50000 人，患病率为 6‰，那么二项式模型预测：第三个研究的亚组 C 患病率为 4‰，不确定区间为［3，5］（‰）［95% 最大后验密度（highest posterior density，HPD）区间］。选择两个亚组的平均值作为点估计没有问题，但不确定区间缺乏表面效度，不确定区间再大一些会更合理，比如［1，7］（‰）。

　　另一种量化二项率模型和观测数据之间是否匹配的方法是后验预测结果核查，这种样本拟合优度检验方法利用图形将观测数据与数据后验分布进行比较。图 2-3 显示了来自于每个数据实测值及其后验分布的 1000 次抽样结果，精简后的模型预测通常不包括实测值，只显示一群预测点。该模型对噪声数据的评估结果不是很合理，具有极高的不确定性，相信该模型的预测结果将会导致对噪声数据不合理的高度置信。

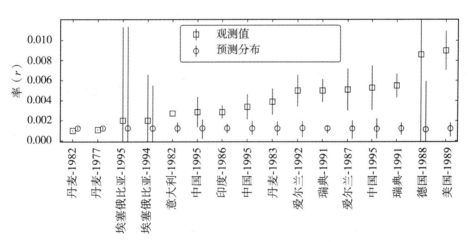

x 轴是国家名称和年份。圆圈和穿过圆圈的误差线分别表示二项式模型后验分布的平均值和 95% 不确定区间；正方形和穿过正方形的误差线分别表示观测数据和 95% 置信区间（即与样本量有关的抽样误差）。超过一半的后验分布结果低于观测样本数据，说明模型有偏倚，没有捕捉到数据的异常情况

　　图 2-3　二项式模型拟合成年男性精神分裂症数据的后验预测结果核查。

2.3　贝塔二项式模型

贝塔二项式模型是二项式模型的良好理论扩展。

通常，贝塔二项式模型的随机变量 X 服从如下概率分布：

$$\mathbf{P}[X = k \mid n, \alpha, \beta] = \int_{\pi=0}^{1} \mathbf{p}(\pi \mid \alpha, \beta) \binom{n}{k} \pi^{k} (1-\pi)^{n-k} \mathrm{d}\pi$$

$$\mathbf{p}(\pi \mid \alpha, \beta) \propto \pi^{\alpha-1} (1-\pi)^{\beta-1}$$

模型背后的含义要比上式简单。在二项式模型中，任一个体出现某事件的概率为 π，且相互独立；而在贝塔二项式模型中，此时的 π 是不固定的，是一个随机变量，随着贝塔分布的参数 α 和 β 而改变。贝塔分布的核心如下：

$$\mathbf{p}(\pi \mid \alpha, \beta) \propto \pi^{\alpha-1} (1-\pi)^{\beta-1}$$

其概率值高度灵活，取值在 0 和 1 之间，分布适当。图 2-4 展示了不同 α 和 β 值所对应贝塔分布的概率密度。

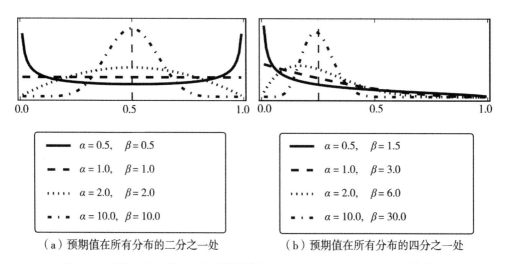

（a）预期值在所有分布的二分之一处　　　　（b）预期值在所有分布的四分之一处

图 2-4　不同 α 和 β 值所对应贝塔分布概率密度（垂直虚线显示了预期值）

总体大小为 n，观测率为 r，贝塔二项式分布有以下数据模型：

$$\mathbf{p}(r \mid \alpha, \beta, n) \propto \int_{\pi=0}^{1} \pi^{\alpha-1} (1-\pi)^{\beta-1} \pi^{\lfloor rn \rfloor} (1-\pi)^{\lceil (1-r)n \rceil} \mathrm{d}\pi$$

上式看起来非常复杂，依据第 2.2 节的二项式模型和每个数据点的潜变量得出一种简单表达：

$$X_i \mid \pi_i \sim \mathrm{Binom}(\pi_i, \ n_i)$$
$$\pi_i \sim \mathrm{Beta}(\alpha, \ \beta)$$

该模型以类似传统 Meta 分析（或线性回归）中随机效应模型扩展了二项式模型。通过在参数空间引入额外维度，模型就能捕捉二项式模型捕捉不到的离散数据，从而获得更逼近真实数据的漏斗图。原因就是：贝塔二项式模型对大多数不同研究数据不做完全合并。图 2-5 显示了贝塔二项式漏斗图及该模型用图 2-3 数据进行的后验预测检验。贝塔二项式模型比二项式模型更能真实地捕捉观测数据的异质性。然而，估计过程需要为每个观测数据引入一个潜在参数，而集成这些潜在变量计算要求太高，因而限制了其应用的可行性。

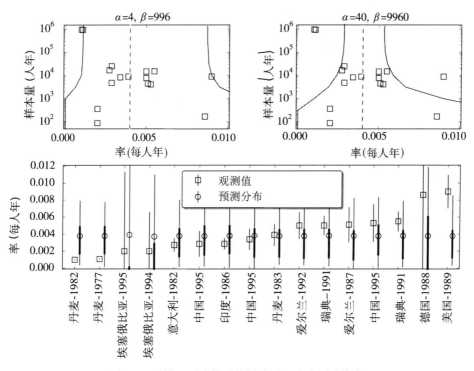

图 2-5　贝塔二项式模型的漏斗图和后验预测检验

贝塔二项式模型解决了之前章节提过的理论缺陷，如果 50000 人的研究显示患病率是 2‰和 6‰，则贝塔二项式模型后验分布的平均值是 4‰，不确定区间是［1‰，8‰］，这看起来很合理。

2.4 泊松模型

二项分布有两个传统的近似分布，取决于 k 和 n 的比值大小，当 k/n 较大时，则二项分布近似正态分布；当 k/n 较小时，二项分布则近似泊松分布。

由于本书预计的患病率通常在"k/n 较小"的设置下，二项分布则近似泊松分布，所以现在不详细介绍正态模型，但在第 2.6 节中，将介绍一个基于严格递增转换正态分布的模型，包括作为特殊情况的正态模型。

泊松分布的方程为

$$\mathbf{P}[X=k] = \frac{e^{-\lambda}\lambda^k}{k!}$$

可直观地理解为单位时间内随机事件发生的次数。当二项分布的 n 很大而 k 很小时，二项分布近似泊松分布，其中 $\lambda = \pi n$。

由泊松分布定义的泊松率模型，类似于上述二项分布转换的二项率模型，有

$$\mathbf{p}(r \mid \pi, n) \propto (\pi n)^{\lfloor rn \rfloor} e^{-\pi n}$$

与二项式模型存在同样问题，系统综述中常见的非抽样变异会使率模型不恰当地低估计结果的不确定性。

但是，与二项式模型、贝塔二项式模型相比，泊松模型有一个重要优点，即：将大于 1 的率赋值为一个非零似然。虽然患病率通常小于 1，但在理论上讲，（每人年）发病率可能大于 1，且缓解率通常大于 1。正如上所述，患病率实际上是患病个体数与人口数的一个无纲量比值，大于 1 的非零概率不正确。但对于以时间为度量单位的发病率、缓解率和超额死亡率，泊松模型采用同一单位解释结果更为恰当。

2.5 负二项模型

负二项模型是一个考虑过度离散分布的广义泊松模型，为似然提供了一个特别有吸引力的分布模型。奇怪的名字来源于总和为 1 的如下概率分布公式：

$$\mathbf{P}[X=k \mid \lambda, \delta] = \frac{\Gamma(k+\delta)}{\Gamma(\delta)k!}\left(\frac{\delta}{\lambda+\delta}\right)^\delta \left(\frac{\lambda}{\lambda+\delta}\right)^k$$

与贝塔二项分布不同，这个复杂公式不需要数值积分便可获得精确近似值。

被似然函数表达式掩盖了的负二项模型背后的直观含义与贝塔二项模型相似（但名字表达更不清楚）。负二项模型可以表示为分层模型，模型中观测数据来自泊松分布，而泊松分布的参数是服从伽玛分布的随机变量。

$$X_i \mid \mu_i \sim \text{Possion}(\mu_i)$$

$$\mu_i \sim \text{Gamma}(\lambda, \delta)$$

这里的伽玛分布定义为

$$\mathbf{p}(\mu \mid \lambda, \delta) \propto \mu^{\delta-1} \exp(-\mu\delta/\lambda)$$

具有适当常量 $C_{\lambda, \delta}$ 的以下等式给出了合理的解释：

$$\frac{\Gamma(k+\delta)}{\Gamma(\delta)\, k!} \left(\frac{\delta}{\lambda+\delta}\right)^\delta \left(\frac{\lambda}{\lambda+\delta}\right)^k = C_{\lambda, \delta} \int_0^\infty \frac{\mathrm{e}^{-\mu}\mu^k}{k!} \mu^{\delta-1} \mathrm{e}^{-\mu\delta/\lambda}\, \mathrm{d}\mu$$

通过上式，负二项模型可看作是线性回归的传统随机效应模型结合泊松案例改编而来，泊松案例的每个实测值来自不同的泊松模型，这些模型的泊松参数都来自同一个伽玛分布。

上式参数 δ 控制了过度离散情况。当 δ 大时，分布接近上一节介绍的泊松分布；当 δ 接近于零时，则分布变为非负整数的无信息分布；当 δ 取中间值时，根据公式

$$\text{Var}[X] = \frac{\lambda(\delta+\lambda)}{\delta}$$

此分布具有随 λ 变化呈超线性的方差。

因此，基于负二项回归分布的率模型有助于处理非抽样变异，这点和贝塔二项式分布相似，但公式上不需要那么多的计算。当总体大小为 n，观测率为 r，负二项率模型为

$$\mathbf{p}(r \mid \pi, \delta, n) \propto \frac{\Gamma(\lfloor rn \rfloor + \delta)}{\Gamma(\delta)} \left(\frac{\delta}{\pi n + \delta}\right)^\delta \left(\frac{\pi n}{\pi n + \delta}\right)^{\lfloor rn \rfloor}$$

式中，当 δ 较大时，模型降为泊松模型；当 δ 接近零时，通过 n 除以整数得到有理数的无信息分布。

图 2-6 显示了两个过度离散水平的漏斗图以及负二项模型的后验分布。该模型使用 "过度离散" 参数 δ 捕捉观测数据的异质性，可以被解释为一个分层模型，其中每个实测值服从泊松分布，泊松分布参数服从伽玛分布。当 δ 非常大时，负二项模型相当于泊松模型。后验预测核查表明，后验预测的不确定区间包含所有观测数据，表明该模型足够灵活地捕捉到了观察异质性。

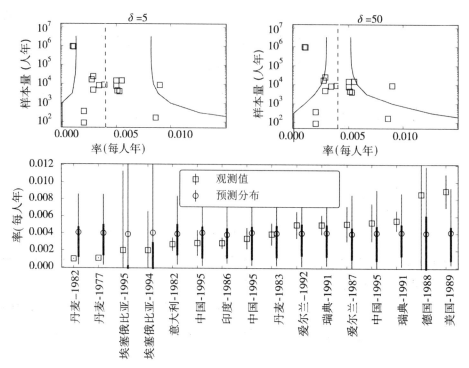

图 2-6 负二项模型的漏斗图和后验预测核查

2.6 经转换的正态模型

某些流行病学数据与计数数据毫无关系，病程研究和死亡相对危险度研究是系统综述常见的两种研究，病程数据适用于正态模型，而相对危险度数据适用于对数正态模型，它们可视为计数变量的比。

在过去，经转换的正态模型也用于死亡率[45,46,47]，现在这种模型仍值得继续作为负二项模型的备选，用于发病率、患病率、缓解率和死亡率。

本节将介绍一般经转换的正态模型，并与负二项模型进行比较。其中，"经转换的"一词，指的是保持原有函数的一般特性，仅要求该函数严格递增且可微，也就是说，对于任何 $x > y$，经转换的 f 必有 $f(x) > f(y)$ 且 $f'(x)$ 必须被定义。经转换的正态模型从正态分布派生而来，由概率密度核

$$\mathbf{p}(x \mid \pi, \sigma) \propto \frac{1}{\sigma} \exp\left\{ -\frac{(x - \pi)^2}{2\sigma^2} \right\}$$

定义。

对于任何递增可微函数 f，上述分布可转变成经 f 转换的正态模型，概率密度如下：

$$\mathbf{p}(r \mid \pi, \sigma, f, s) \propto \exp\left\{ - \frac{[f(r) - f(\pi)]^2}{2[(sf'(r))^2 + \sigma^2]} \right\}$$

式中，s 是率 r 的标准误，它比有效样本量 n 更合适，上式指数的分母另作讨论。对于恒等函数 $f(x) = x$，导函数 $f'(x) = 1$，而分母可简化为 $2(s^2 + \sigma^2)$，即熟知的"逆方差"加权，其中，σ 是考虑过度离散的随机效应。当 f 为复杂函数时，$sf'(r)$ 近似为转换值 $f(r)$ 的标准误，虽然可能存在更复杂的近似值，但经验表明，非抽样变异（用参数 σ 表示）总是大于偶然变异，所以对偶然变异作简单近似即可。

常见的 f 转换模型有：对数正态模型 $f(x) = \log x$，logit 模型 $f(x) = \mathrm{logit}(x)$，probit 模型 $f(x) = \mathrm{probit}(x)$，但这些转换有一个明显缺点：转换在 $x = 0$ 没有被定义，所以这些模型不能使用率为零的数据。通常有两种方法解决这个问题：一种方法是删除为 0 的测量数据，显然，删除为 0 的测量数据是不合理的，因为这会导致数据的系统偏倚，使估计值大于真实值。尤其对专注某种疾病年龄模式的高质量研究存在很大影响，因为这些研究必然存在某些年龄组率为零的情况，删除为 0 的测量数据会高估这些年龄组的率。另一种方法是增加一个小的偏移量，例如 0.5，事实上，这是死因别死亡率的估计方法，和死亡率建模方法类似[45]。偏移量的选择基于噪声底层值，或基于贝叶斯先验的伪计数参数，通常偏移量是临时选取的。

经转换的正态模型框架之内可解决上述问题。例如，令 $f_\zeta(x) = \log(x + \zeta)$，得到"偏移对数转换模型"，当模型中 ζ 取正值时，便能考虑率为 0 的情况。该模型将不会在本书接下来的应用实例中扩展使用，但将抽样误差分解为一个相加的误差 ζ 和相乘的误差 σ 这种做法非常吸引人，希望在未来证明它是有用的。偏移对数转换模型的概率密度为

$$\mathbf{p}(r \mid \pi, \sigma, \zeta, s) \propto \exp\left\{ - \frac{[\log(r + \zeta) - \log(\pi + \zeta)]^2}{2\left[\left(\dfrac{s}{r + \zeta}\right)^2 + \sigma^2\right]} \right\}$$

图 2-7 显示了两个过度离散水平的漏斗图以及偏移对数正态模型的后验分布。该模型的离散参数 σ，也包括对数正态模型和正态模型之间的插值——偏移参数 ζ，捕捉了观测数据的异质性。

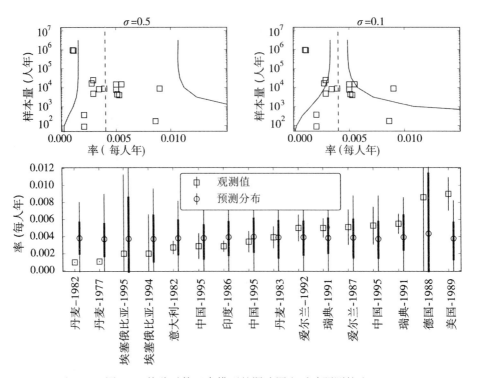

图 2-7　偏移对数正态模型的漏斗图和后验预测核查

2.7　下限数据模型

在第 7 章提到人群疾病一体化系统模型（integrative systems model，ISM）时，死因别死亡率（cause-specific mortality rate，CSMR）数据是个特例，其处理方式不同于其他流行病学率数据的处理方式，CSMR 数据来源于经认真处理的大量生命登记系统结果、死因推断研究及其他途径。而在第 7 章介绍人群疾病房室模型时，CSMR 数据不同于发病率、患病率和缓解率这类数据，它不直接对应房室模型中的任何率，也不同于标化死亡率、相对危险度和病程这类数据，它不能得出房室模型参数的函数，这是因为在死因登记的操作要求中，每个死亡都有一个最根本死因，但第 7 章的系统动态模型的超额死亡率与这一想法不完全相符。

在这里，下限数据模型的介绍先于第 7 章 ISM 的介绍，如果读者在初次阅读时不明白，希望在之后相关章节中弄明白。虽然会造成无序的概念从属，但是有必要对所有率模型进行分组。

理论上，发展下限数据模型的牢靠方法是通过扩展 7.2 节介绍的房室模型，把房室模型 C 超出的超额死亡率风险 h_f 分离为 $h_{f'}$ 和 $h_{f''}$ 两部分（见图 20-2），从而明确包含 CSMR 数据。$h_{f'}$ 表示由该疾病直接导致的超额死亡的部分，因此，任一个体存在流动风险 $h_{f'}$ 的房室 C 将有这种情况：其死亡证明书标明的死因即为其根本死因。$h_{f''} = h_f - h_{f'}$ 的值为"超额死亡率的超出部分"，表示个体伴随某条件死亡而不是死于该条件的死亡率部分。

继续在术语上绕来绕去实在令人困惑，面临的挑战还有：现有数据不足以准确地分别估计 $h_{f'}$ 和 $h_{f''}$，而当模型比数据更灵活时，则模型很难拟合数据，且得出的结果很难解释。

于是，替代方法应运而生，即隐含地将超额死亡率分为 $h_{f'}$ 和 $h_{f''}$，但不在同一模型中明确表示这两者，这便得到"下限"的似然：当实测值 r 小于预估值 π 时，则对似然没有影响；而当实测值大于预估水平，则使用泊松率模型：

$$\mathbf{p}(r \mid \pi, n) \propto \begin{cases} (\pi n)^{\lfloor \pi n \rfloor} \mathrm{e}^{-\pi n}, & r > \pi \\ 0, & \text{其他} \end{cases}$$

应用实例见第 20 章。

2.8　不确定性的量化

Meta 回归中的不确定性量化值得特别关注，以上描述的二项式模型、贝塔二项式模型、泊松模型和负二项模型都依赖于记为 n 的人数和人年来量化不确定性。这是程式化概念，但都基于采用简单随机抽样方法产生数据的简单模型。在系统综述中，复杂的调查设计随处可见，复杂的不确定性量化经常被报告。这里的样本量 n 代表了使用简单随机抽样等同功效的样本量，所以这一 n 被称作有效样本量。

经转换的正态模型需要根据标准误（记为 s）来量化不确定性，系统综述中许多研究直接报告 s，但有的研究没有涉及这一值。

有必要简单介绍一下计数模型需要的 n、经转换的正态模型需要的标准误和常用（没有直接出现在上述率模型中）的 95% 置信区间之间的转换。这些量之间的近似关系是恰当的，且因为系统综述数据中存在大量非抽样变异，所以再进行更精确的转换是不合理的。

用95%置信区间 (a, b) 表示标准误 s，使用正态近似，有

$$s = \frac{b - a}{2 \times 1.96}$$

有两种方式用标准误 s 和观察率 r 来获得有效样本量 n。对于患病率数据，标准误是一个比，范围在 0 到 1 之间，使用二项近似：

$$n = \frac{r(1 - r)}{s^2}$$

对于其他的流行病学率，如发病率和缓解率，标准误是一个非负的率，但也可能大于 1，便用泊松近似表示：

$$n = \frac{r}{s^2}$$

系统综述的研究中常给出年龄别率的点估计值，但不确定性的量化仅在总量水平上粗略表示，例如只有整个研究的样本量。在这些情况下，建议一个粗略的近似方法，即按人群年龄构成比例将整个人群 n 划分成若干亚群。

令人惊讶的是，一些系统综述中的研究不报告不确定区间，所以可以排除这些研究，排除标准最好是在研究开始时就确定好。有时数据太少，使得排除研究不可行，所以不进行不确定性量化，但在这种情况下，建议输入缺失不确定区间（UI）来量化不确定性，即将通过实测值求得 UI 的第 90 分位数的范围值作为缺失 UI。

2.9 模型比较

对这几种模型进行定量比较，具有挑战性。模拟研究主要依赖于产生模拟数据集的分布，选择匹配各种模型假设的分布，通过其结果来选择最佳模型。基于样本外数据的预测准确性进行模型比较是可取的，但当疾病数据非常稀疏和存在噪声时，尤其是没有考虑协变量调整和年龄整合（这个问题会在接下来的两章中讨论）情况下，这样的比较则可能毫无意义。有些疾病的年龄和地理明显同质，这有利于模型比较，但这是特殊情况，所以将结果延伸到其他情境下必须谨慎。但是，有总比没有的好。

为此，可采用保留交叉验证（holdout cross-validation）方法比较模型。用第 8 章描述的马尔科夫链蒙特卡洛（Markov chain Monte Carlo）方法，由每个模型

的联合后验分布参数为每个模型产生 1000 个样本，将来自系统综述的精神分裂症患病率和癫痫患病率数据的随机子集[6]应用到模型似然中。上文中提到过精神分裂症数据，它只包含 16 个实测值。癫痫数据集包含了更多数据，有 1719 个患病率实测值，且在年龄、时间或地理水平上似乎变化不大。包括子集中的每个实测值，以 0.75 的概率独立地进行拟合，产生了一个期望的 8 行精神分裂症子集和大概 1300 个癫痫实测值。然后，用此子集拟合每个模型，并用不在此子集中的实测值进行模型预测。重复试验 100 次，测量了偏倚（bias）、中位绝对差（median absolute error，MAE）、覆盖率（probability of coverage，PC）和每个模型的运算时间（time）。结果见表 2-1。

表 2-1　　利用样本外数据集进行率模型保留交叉验证 100 次重复后的各指标平均结果（按 MAE 从大到小排序）

精神分裂症数据：

率模型	偏倚（pp）	MAE（pp）	PC（%）	运算时间（s）
贝塔二项式模型	0.08	0.08	94.6	213
负二项式模型	0.00	0.16	96.5	76
正态模型	0.01	0.17	94.3	63
偏移对数正态模型	0.01	0.17	92.7	84
正态模型	-0.06	0.19	98.1	73
二项式模型	0.28	0.25	11.4	49
泊松模型	0.28	0.25	11.4	49

癫痫数据：

率模型	偏倚（pp）	MAE（pp）	PC（%）	运算时间（s）
贝塔二项式模型	0.33	0.26	29.8	182299
负二项式模型	0.09	0.36	88.5	190
正态模型	0.00	0.42	95.1	105
偏移对数正态模型	0.00	0.42	95.1	130
正态模型	0.25	0.27	88.5	124
二项式模型	0.38	0.26	3.2	101
泊松模型	0.38	0.26	3.2	83

注：偏倚是实测值与预测值之差的平均值，以百分点（percentage point，pp）表示；中位绝对差（MAE）是实测值和预测值之间绝对差异的中位数，覆盖率（PC）是实测值在预测值 95% UI 范围内的百分数，运算时间以 s 计。

　　对于精神分裂症数据，贝塔二项式模型具有最低的 MAE，但需要的运算时间最长，负二项模型、正态模型、偏移对数正态模型和对数正态模型有略高的 MAE，偏低的偏倚，其标定准确。二项式模型和泊松模型有更大的偏倚、较高的 MAE 和较低的 PC。

　　对于癫痫数据，贝塔二项模型的 PC 比二项和泊松模型高出 10 倍，这尽管减少了 MAE，但需要 1000 倍的运算时间，并远远没有达到 PC 为 95% 的目标。对数正态分布模型具有 MAE 和 PC 最优，但不能处理零患病率数据。所有这四种模型都有很大的偏差。负二项模型除了在理论上是合理的，另外还具有低 MAE 和高 PC 的合理状态，且偏倚较低。正态和偏移对数正态分布模型有最低偏倚，其标定完美，但其 MAE 最高。

2.10　总结及展望

　　本章介绍了 7 种不同率模型及各自优缺点。二项式模型简单且理论上有吸引力，但不能处理非抽样变异，且处理噪声数据时产生过度自信的估计。贝塔二项式模型是考虑数据过度离散的二项式模型扩展，但应用时计算量太大。泊松模型接近二项式模型，故有二项式模型的所有弊端，但它可以处理率大于 1 的情况，这对缓解率的建模很重要。负二项模型扩展了泊松模型，类似于贝塔二项式模型扩展了二项式模型，负二项模型是应用最多的模型，适用于发病率、患病率、缓解率、超额死亡率、死因别死亡率等数据类型，但分析起来没有想象的那么易控制，有时依赖于过度离散参数的漫无边际的先验值，需要灵敏度分析的非预期特征，影响了分析的进度。经转换的正态模型是一种很有前途的替代方法，在紧接下来的病程数据实例中将使用正态模型；对数正态分布模型可较好地用于标化死亡率和相对死亡度数据。作为负二项模型的替代方法——偏移对数转换模型（offet log-transformed model），未来很有前途，了解其统计和计算特性可作为未来的研究方向，但与负二项模型一样，这些经转换的正态模型也依赖于漫无边际的先验值，这个话题在未来值得关注。

（Abraham D. Flaxman 编写，谢聪 译）

第3章 年龄模式模型

如前所述的几种率模型，在描述流行病学指标的 Meta 回归中得到真实应用时，还需要做些拓展，其中最重要的拓展就是将率差作为年龄的函数。本章给出了患病率及发病率、缓解率、非条件死亡率和超额死亡率等流行病学风险函数的年龄特征模型的数学和统计学理论。

没有人能永远活着，而且随年龄的增长，疾病会发生戏剧性改变。有些疾病在儿童时期很棘手，但成年后几乎不成问题；有些疾病则恰好相反，年轻人几乎不得，但对老年人却是极大负担。

本章重点关注年龄变异在疾病模型中的呈现，其核心思想是：虽然年龄从20 岁变为 80 岁时疾病参数可能变化很大，但从 20 岁变为 21 岁则一般不会；用数学的术语说，就是疾病率作为年龄的函数发生连续性变化。连续性一直是数学的重要研究领域，人们在尝试将其完善过程中会有很多意外惊喜和收获。但是，针对我们的目的，只需考虑一个特别类型的连续函数——样条模型（spline models）。这个术语显然出自于造船业，而且有一个与之密切相关的行业术语"节点"（knots），它决定了样条的形状及平稳变化最小的位置。至此，内容变得有些复杂，下面通过案例一一讲解。

图 3-1 所示是年龄组距为 5 岁的年龄别全死因死亡率变化情况，是对 1990年撒哈拉以南非洲地区女性死亡率的估计，该图的一个显著特征是：死亡率的变化范围可以看做一个年龄函数。全死因死亡率最小值为 6/万人年（10~14 岁年龄组），但最大值超过 5000/万人年（100 岁及以上）。最大年龄组（100 岁及以上）取得的最大值是最小值（10~14 岁组）的 850 倍。流行病学率也会随地区、时间和性别不同而不同。与图 3-1 相比，1990 年（不同时间）亚太高收入地区（不同地区）和 2010 年撒哈拉以南非洲地区的图形看起来有很大差异。然而，把系统变异视为年龄函数是产生数量级变异的最大来源，并且这种变异常呈明显的非线性关系。

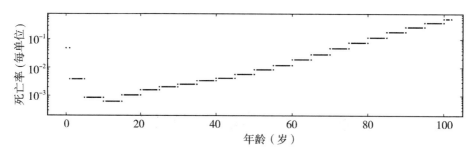

图 3-1　将 1990 年撒哈拉以南非洲地区女性的全死因死亡率视为年龄
函数，得到年龄别率的变化范围

年龄别风险率的建模方法融合了样条插值法的数学理论和惩罚样条回归的
统计学理论。在航海工程学中，"样条"指的是在没有电脑辅助设计之前用于设
计船体曲线的一种绘图技术；而在现代统计学实践中，样条模型常用于时间序
列分析，表示目标变量随时间的连续变化情况。

本章阐述了样条用于描述性流行病学指标 Meta 回归所需的数学基础。

3.1　样条模型的定义

为了将率差表示成年龄函数，可选各种分段多项式函数作为样条模型，通
常我们要求函数是连续的，但并不总是这样的，这就违背了统计学样条建模规
定：样条函数为连续及连续可导[48,49]。

用一组节点 $a_1, \cdots, a_K$ 和一组分段多项式基函数 $\{p_1, \cdots, p_{K'}\}$ 表示年龄别风
险 $h(a)$ 的样条模型。每个节点对应一个基函数，而对于高阶样条可能会对应多个
基函数，因此必然有 $K \leqslant K'$，故模型共有 K' 个参数，$\gamma_1, \cdots, \gamma_{K'}$，公式如下：

$$h(a) = \sum_{k=1}^{K'} \gamma_k p_k(a)$$

该模型的数学定义很明确，但选择分段多项式的某些细节仍需改进，这就
是样条建模的思想所在。节点 $a_1, \cdots, a_K$ 将年龄范围分割成若干个区间，每个
分段多项式 $p_k(a)$ 在其年龄区间（即 $a_k \leqslant a < a_{k+1}$）等于 1，否则为 0，这就产
生了分段常数样条模型。这是特例，是最简单的样条模型。下面函数记为 $1[a_k$
$\leqslant a < a_{k+1}]$：

$$p_k(a) = \begin{cases} 1, & a_k \leqslant a < a_{k+1}, \\ 0, & \text{其他} \end{cases}$$

满足条件 $a_{k+1} = \infty$，可将分段常数样条模型表示为

$$h(a) = \sum_{k=1}^{K} \gamma_k \mathbf{1}[a_k \leqslant a < a_{k+1}]$$

把分段多项式与每个节点相对应，使节点之前为 0，而节点之后是一个线性递增函数，这样模型便成为了分段线性样条模型——在所有非节点都有含常数项的连续函数。在模型中，额外增加一个与节点无关的基函数，该分段线性样条模型便可逼近任何非线性函数，这也是今后表示年龄别风险的主要形式。这个样条模型的分段连续形式为

$$h(a) = \gamma_0 + \sum_{k=1}^{K} \gamma_k (a - a_k) \mathbf{1}[a > a_k]$$

模型参数 γ_k 为 $\log h(a_k)$ 值，而非该点斜率变化值。在应用该模型时，把分段线性样条表示成可变的基函数通常很实用，这样会得到一组更加复杂的基函数，但显然不必把这些基函数一一写出。

图 3-2 所示为年龄别风险样条模型拟合一组模拟数据的结果，其目标是使预测值和实测值之间离差平方和最小，真实年龄别率呈分段对数线性，这两种样条都不能很好地代表它。真实的年龄别率和以上两种模型都共有节点 $\{0, 15, 60, 100\}$。当拟合分段常数模型时，节点间的固定水平线构成了年龄别风险函数。在区间 k 处，γ_k 等于分布在节点 a_k 和 a_{k+1} 之间模拟数据的平均值，这通常是明智选择。

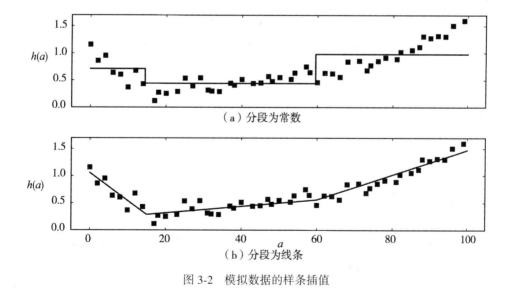

（a）分段为常数

（b）分段为线条

图 3-2　模拟数据的样条插值

分段线性样条模型可以更好、更灵活地拟合数据，得到连续的年龄所对应的预测值。很多案例中，这种分段线性拟合足以捕获数据中的非线性特征，它也是本书第二部分估计流行病学率的典型模型。尽管采用这种平滑技术会有很好前景，但通过简单地为基函数选择不同分段多项式，连续可导甚至连续二次可导样条会更受青睐。

3.2　选择节点

对于上述情况，样条模型中已经给出了节点的数量和位置。然而，节点数量和位置的选择是一个十分重要的任务，它会极大影响模型结果。

当样本量充足且年龄模式清晰时，模型对节点的选择不会很敏感。但当样本量不足或者数据的年龄模式不清晰时，建模过程中节点的选择就很微妙。在这种情况下，应当根据先验来选择节点位置，该先验需根据数据中可获得年龄组以及作为年龄函数纳入模型的疾病流行病学改变来确定。例如，近期一项研究将平均收缩压的全球趋势看做一个年龄函数，研究者使用30岁和60岁作为节点来建立三次回归样条模型[50]。这些选择反映了预期的情况，根据文献和先验知识，在这些区间的平均收缩压与年龄有关，年轻人血压较低，而老年人则相对较高。作为另一个例子，第10章采用经前期综合症实例，将生物学知识作为先验纳入模型，考察了其影响。

根据专家知识来选择节点数量和位置的方法有效实用，但不是唯一的方法。许多文献都为节点数量和位置的选择做出了贡献，未来一个重要研究方向是要消除节点选择对专家知识的依赖，实现途径可以是选择恰当的模型或者采用多个模型（节点较多）取模型平均值[51]，也可以是根据相关文献改进回归样条或者选择更专业的数学方法[52-53]，甚至可以完全抛弃样条模型而采用高斯过程或年龄模式的其他非参数模型[54-55]。

3.3　惩罚样条模型

解决节点选择难的一种方法是：先把众多节点都纳入到模型之中，然后采用惩罚函数在模型中来阻止数据不需要的额外节点的生成。通过引入先验，将惩罚样条模型表示成贝叶斯函数形式，该先验的含义是：在缺乏证据时年龄模

式不变。年龄别率 $h(a)$ 求导的均方根作为惩罚，即

$$\left[\int_{a=a_1}^{a_k} \| h'(a) \|^2 \, \mathrm{d}w(a)\right]^{\frac{1}{2}} \sim N(0,\ \sigma^2)$$

式中引入另一个模型参数 σ，可视为超先验值，用来控制惩罚产生的平滑量。

分段线性惩罚样条在本书的第二部分应用最多，节点间的 h 导数为常数，因此，所有年龄的平滑权重相等，上述积分公式可简化为

$$\int_{a=a_1}^{a_k} \| h'(a) \|^2 \, \mathrm{d}a = \sum_{k=1}^{K-1} \left[\frac{h(a_{k+1}) - h(a_k)}{a_{k+1} - a_k}\right]^2 (a_{k+1} - a_k)$$

$$= \sum_{k=1}^{K-1} \frac{[h(a_{k+1}) - h(a_k)]^2}{(a_{k+1} - a_k)}$$

图 3-3 所示为增加平滑参数 σ 后模型中纳入比需求更多节点之后的效果。若不进行平滑，一次性纳入很多节点会导致估计值极不精确且不稳定；而通过年龄模式导数的二次惩罚项进行平滑，可允许许多节点被纳入；但如果平滑过度，如本例中 $\sigma = 0.005$ 时，会导致模型不能反映数据的真实模式。

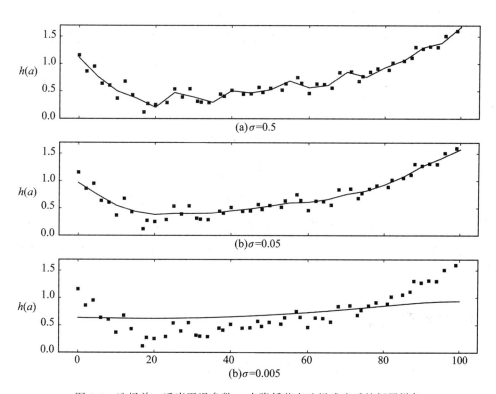

图 3-3　选择单一适当平滑参数 σ 来降低节点选择难度后的惩罚样条

3.4 样条模型的拓展

目前有几种扩展样条模型的方法在年龄别率建模时很实用。由于所构建模型的流行病学率通常是非负数，所以通过对节点值取对数来参数化样条，以便 $h(a)$ 是节点为 $a_1, \cdots, a_k$ 的分段线性样条模型，且

$$h(a_k) = e^{\gamma h}$$

为了拟合贝叶斯模型，在此默认这些 γ_i 为扩散先验（见第 1 章）。

$$\gamma_i \sim \text{Normal}(0, 10^2)$$

这对后验分布有较小影响，但可以使先验更恰当且在某些情况下帮助算法收敛。在可获得相关专家知识情况下，可采用更丰富的信息先验替代它（该思想详见第 4 章）。

最后，为了处理年龄别率的数量级差问题，需要把平滑惩罚函数中的率取对数而不是率本身。但这也会增加一些不必要麻烦，因为信息先验常提示某些确定年龄的率为 0。为了避免平滑惩罚函数取 log 0 的情况发生，我们把低于率平均值 10 倍的 γ_i 向上取整，该方法的实际操作就是在先验中增加惩罚函数项：

$$\| \tilde{h}' \| = \sqrt{\sum_{k=1}^{K-1} \frac{[\max(\gamma_k, \gamma_{\min}) - \max(\gamma_{k+1}, \gamma_{\min})]^2}{(a_{k+1} - a_k)(a_K - a_1)}} \sim \text{Normal}(0, \sigma^2)$$

其中，

$$\gamma_{\min} = \log \frac{\sum_{i=0}^{K} \frac{e^{\gamma_i}}{10}}{K}$$

这个不寻常向上取整惩罚函数的结果（如上对数式中参数化形式）使年龄模式在率小于平均值 10 倍的相关项变为非平滑形式。例如，绪论中的帕金森病实例中，平滑惩罚函数不用于较小年龄组的估计，因为这些年龄组该病的患病率通常为 0。

3.5 总结和展望

综上所述，本书中用到的年龄别风险函数模型为

$$h(a) = \sum_{k=1}^{K-1} 1 [a_k \leq a < a_{k+1}] \left(\frac{a - a_k}{a_{k+1} - a_k} e^{\gamma_k} + \frac{a_{k+1} - a}{a_{k+1} - a_k} e^{\gamma_{k+1}} \right)$$

$$\gamma_k \sim \text{Normal}(0, 10^2)$$

$$\| \tilde{h}' \| \sim \text{Normal}(0, \sigma^2)$$

模型参数 σ 的取值会根据一个信息丰富的超先验确定：$\sigma = 0.5$ 表示"轻微平滑"，$\sigma = 0.05$ 表示"中度平滑"，$\sigma = 0.005$ 表示"高度平滑"。

这种方法的局限性在于：建模者必须选择节点数量、节点位置和平滑度。开发计算上可行且只依赖于原始数据的替代方法，是今后工作的主要方向。

至少有两种备选方法可以实现上述设想：把这些参数都纳入样条模型中或者系统地比较多个模型。将节点数量作为参数的模型拟合非常困难，甚至对于节点数量固定而把节点位置作为参数的模型拟合也很困难。然而，把平滑度作为参数的模型在适宜的运算时间下是可以拟合的，只要可以获得信息足够的年龄模式数据，这是一个可行方法。

如果有一系列节点数量和节点位置均不同的模型，系统地比较多个模型，是计算上更可行的方法，但需要确定一个比较标准。尽管存在诸如贝叶斯信息准则（Bayesian information criteria）和散度信息准则（divergence information criteria）等专为贝叶斯建模设计的模型比较标准，但如果计算时间允许，Holdout 验证可能才是金标准。

从一组模型中选出一个最佳模型是不必要的。未来一个很有发展前景的方向被称为"组合模型"，它整合了多个模型的预测，只需根据每个模型的预测有效性赋予适当的权重。

惩罚样条也值得备受关注。舍弃向上取整，转而用对数式内部的偏移项替代，会使惩罚样条模型与前面章节介绍的偏移对数正态模型形成令人满意的对称。然而，平滑样条和惩罚样条的理论扩展可能会提供更具吸引力的选项[49, 53]。

（Abraham D. Flaxman 编写，张干深 译）

第4章 年龄模式的专家先验

在流行病学率的年龄模式中纳入专家知识，有时候是必要的。例如，由于数据稀疏使得儿童疾病年龄别风险缺乏信息，对于儿童时期罕见或不存在的疾病，专家知晓一定年龄以前发病率实际值为0，但系统综述收集的数据则无法反映这种情况。将这些知识整合并纳入年龄别率模型中简单明了，且可以作为先验分布的一部分表示成贝叶斯形式。这就是术语"专家先验"的出处，它只是把收集到的其他因素添加到先验分布之中。

用贝叶斯方法拟合模型的优点是在概念、实际操作上都简化了年龄模式模型中添加额外信息的过程，只需选择一个信息更丰富的先验分布即可实现。例如，如果某疾病在 a_k 岁之前发病流行水平为0，则可以用包含该限定因素的条件概率密度函数取代扩散先验来实现。

常用到三种先验：水平界值先验（level bound prior）、水平值先验（level value prior）和单调性先验（monotonicity prior）。下面将逐一描述它们作为信息先验在年龄模式模型中的应用。

4.1 水平先验

明确某年龄的水平先验，指定该年龄应该有的年龄模式值。例如，图 4-1 显示了 0~15 岁时年龄别风险函数取 0.1、0.5 和 1.0 时的效果。

先验可采用"硬软约束"（hard-soft constraint）。在年龄 (a_0, a_1) 取定值 v，样条模型值用该年龄范围的水平值取代（即"硬约束"）；增加非约束样条水平值和 v 之差的偏移对数惩罚项来确定样条先验密度（即"软约束"）。偏移对数差惩罚函数为

$$\log(h(a) + \epsilon) \sim \text{Normal}(\log(v + \epsilon), \sigma^2)$$

式中，$h(a)$ 为年龄别风险函数；$\epsilon = 10^{-6}$，为防止取 log 0 添加的一个偏移量；$\sigma =$

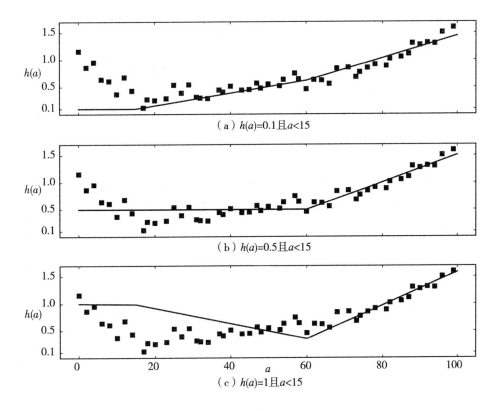

（a）$h(a)=0.1$ 且 $a<15$

（b）$h(a)=0.5$ 且 $a<15$

（c）$h(a)=1$ 且 $a<15$

图 4-1　年龄区间 $0 \leqslant a < 15$ 时的 $h(a)$ 水平信息先验，较大改变了年龄 $a = 20 \sim 60$ 岁
　　　　的率估计值，甚至也导致 $a = 100$ 岁的估计值有差异

0.01 为惩罚项的大小。用贝叶斯术语来说，这体现了：倘若水平值不太接近于
0，样条应在专家水平值的 1% 以内的思想。

　　与之类似，确定合理的专家先验水平界值，在噪声数据建模以及增加估计
算法数值稳定性上也很有用。图 4-2 所示为使用图 4-1 中同一数据集得到样条估
计的 3 个不同上限值对模型的影响。

　　与水平值先验类似，水平界值先验也可采用硬软约束。若水平界值为 $\ell_0 \leqslant$
$h(a) \leqslant \ell_1$，会有一个以缩略版样条 $h^c(a) = \min\{\max[h(a), \ell_0], \ell_1\}$ 代替原版
样条的硬约束，也会有一个保证原始样条在偏移对数转换空间接近缩略样条的
软约束。

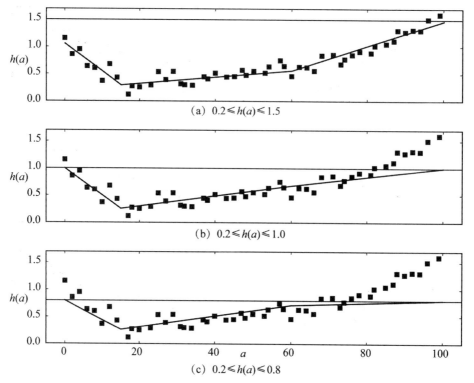

图 4-2　年龄别风险函数上、下限的信息先验极大改变了界值范围之外的年龄风险函数
估计值。对于界值范围内的年龄，其估计值也受到影响，但影响较弱

4.2　单调性先验

　　关于年龄模式的一个共有专家先验，就是非常相信在一定年龄范围内函数
递增或递减。从数学上讲，这是关于年龄模式导数符号的先验。例如，该先验
可通过限定年龄别风险函数 $h(a)$ 的差值，有效用于贝叶斯马尔科夫链蒙特卡洛
（MCMC）计算：

$$h(a) \geqslant h(a+1), \quad a_s < a < a_e$$

　　该先验的结果如图 4-3 所示，当先验与数据恰好相反时，估计值在遵从先验
基础上会尽可能接近原数据。如图 4-3（c）中年龄别风险函数就是这一先验思
想，尽管数据在该年龄范围明显递减，但在 0~50 岁范围年龄模式保持递增
趋势。

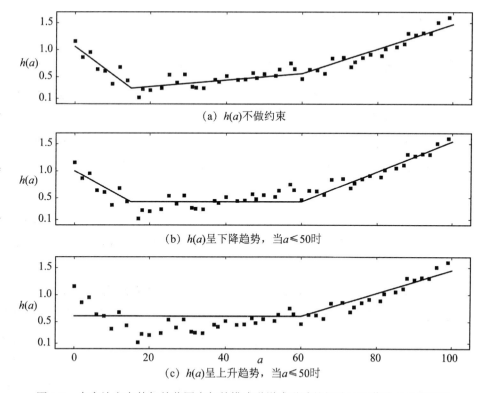

图 4-3　专家认定在某年龄范围内年龄模式递增或递减的想法可用作为贝叶斯先验

　　为了使计算有效，应用的递增和递减约束条件为软约束。使 a_s 和 a_e 之间函数递减，可在对数后验概率中加入如下惩罚项：

$$-\epsilon\left[\sum_{a=a_s}^{a_e-1}\max(h(a)-h(a+1),\,0)\right]$$

其中，$\epsilon=10^{12}$。年龄间隔为一岁的函数值比较（$h(a)$ 与 $h(a+1)$ 相比），要求所有样条节点间至少相距 1 年，这也解释了合计的上限为何为 a_e-1。

　　今后工作的一个重要领域源于另一共有专家思想：年龄模式为单峰分布。这一思想概念清晰，但实践证明它的计算比单调性先验更难实现。单调性约束条件可保持后验分布的对数凹性（若初始约束条件即为对数凹性），但直接应用单峰约束条件，则会得到非对数凹性后验分布，即使其他一切结果都很好。这提示：对于当前使用的 MCMC 部分步骤算法，拟合此类模型存在的困难是固有的。或许采用汉密尔顿蒙特卡洛步骤法或人口蒙特卡洛算法拟合此类模型会更成功[56-58]，易优化过度的某些单峰约束近似法也可作为备选[59]。

4.3　先验不仅仅用于样条

直到现在，所有年龄模式都采用样条模型 h_a 来描述。在第 7.2 节的房室模型中将充分拓展年龄模式到年龄别患病率和相对死亡风险等指标，这些指标将在第 7 章介绍。本章介绍的 3 种专家先验都可用于房室模型的年龄别函数。最重要的是，年龄别患病率加入水平值先验（如出生时患病率为 0）、水平界值先验（如人群患病率均不高于 10%）和单调性约束（如患病率随年龄逐渐递增）。相对死亡风险是另一个指标，专家通常会有确凿的先验。

然而，构建此类模型时需格外小心。系统动态模型使不同流行病学率之间保持高度一致，并产生流行病学率之间存在某种内在联系的假象，有时候这些内在联系并不符合常理。

在实际工作中，建议在建模之初，尽可能少地对年龄模式的水平和趋势作出假设，之后可以再逐一添加专家先验。这样做的好处有：第一，尽可能少融入专家知识来拟合模型可以让数据"说话"。如果估计值与专家认定一致，那么就结果可靠；如果恰好相反，那么就需要进一步探讨。第二，MCMC 算法存在不收敛"陷阱"。引入不一致的专家先验，如引入呈递减患病率和出生时为 0 患病率，会很快掉入不收敛陷阱。通过逐一添加专家先验，所有造成不收敛的不一致性更易识别。第三，为了解建模假定是如何影响结果的，进行灵敏度分析是必要的。逐一添加专家先验，会为灵敏度分析提供起始点，显示哪些专家先验是获得合理结果所必需，而哪些则是不重要的。

4.4　年龄模式的层次相似性先验

还有一种类型的水平先验得拿出来单独阐述，正是使用这种水平先验实现了第 8.7 节所述的经验贝叶斯方法。经验贝叶斯方法相关指标的讨论[38]也将在这一节中介绍。总之，经验贝叶斯方法可以视为一种简便计算方法，它允许将全球众多异质年龄模式的估计分解成可以平行运行的多个子计算。

对于 GBD2010，根据人口学和流行病学相似性，把全球各国无一遗漏地分为 21 个相互独立的"区域"，如附录所示。"疾病的年龄模式在区域内相同"的案例无需再介绍（第 11 章会介绍胰腺炎的年龄模式在相同区域的不同国家之间是怎样变化的)。

为了实现各区域之间信息的相互借用,提出年龄模式相似性的概念是必要的。最简单的做法是在年龄别风险模型中纳入确切年龄导数的惩罚项,如:

$$h(a) \sim \text{Normal}(\mu_{先验}(a),\ \sigma^2_{先验}(a)),\ a \in A$$

由于模型必须处理年龄别率数量级差异,使用涉及偏移对数转换的经验先验将更为稳健:

$$\log(h(a) + \epsilon) \sim \text{Normal}\left(\log(\mu_{先验}(a) + \epsilon),\ \left(\frac{\sigma_{先验}(a) + \epsilon}{\mu_{先验}(a) + \epsilon}\right)^2\right),\ a \in A$$

该方法很粗略,却给今后的工作留下了很大发挥空间。尽管该方法某种程度上允许在年龄模式不同的区域间借用信息,但它对 ϵ 的选择以及计算惩罚函数的年龄序列 A 较敏感。把年龄相关性结构也纳入模型,将是未来一个很有前景的发展方向。

4.5　总结和展望

本章介绍和展示了水平值先验、水平界值先验和单调性先验在模型中的作用,所有这些先验都可用于第 3 章介绍的样条模型以及第 7 章房室模型所得的年龄别率。但这些模型假设必须进行调整,并且未来需进一步开发新的方法和程序,以便进行综合的灵敏度分析,保证所得结果不过度地受先验选择的影响。

经验先验在年龄模式中的应用将是未来的另一个重要领域。采用含经验方差-协方差矩阵的多变量正态分布等备选方法,可以将全球模型估计值转换为区域模型先验,这些更复杂的先验能否为模型假设的调整提供足够多的帮助,仍有待验证。

与单调性先验相关的一种先验称为单峰先验,工作中常用到。虽然把仅有单一极大值的年龄别风险函数形成数学式十分简单,但所有初步应用都已证明优化 MCMC 具有挑战性,开发算法上易控制的单峰先验是今后的又一个发展方向。

(Abraham D. Flaxman 编写,张千深 译)

第5章 异质年龄组的统计学模型

年龄分组的统计学率模型日趋完善，年龄别率函数的数学模型也随之被提出。本章重点关注人群率 Meta 回归中文献报道年龄分组各异的情况。

年龄分组分析是流行病学常见的分析，是基于年龄分组估计各年龄组相应流行病学参数的方法。最广泛的年龄分组来源于病例报告，以全国总人口数作分母，把所有年龄组中出现的事件采用一个数字报告出来。此外，通过完整生命登记系统研究死亡率时，可以考虑 1 岁以下年龄组，如出生 0~28 天或者出生 0~24 小时的新生儿情况。一般以 5 岁或 10 岁为组距，但很多研究的年龄分组也会考虑某些特殊时间点，如当地入学年龄或法定饮酒年龄等。本章将发展和比较一组可以整合异质年龄组数据的统计学模型。

异质年龄组的典型案例见图 5-1 中房颤（Atrial Fibrillation，AF）患病率[6]系统综述结果，年龄组中值相对于年龄组宽度是分散的，也就是说，房颤研究还没有标准的年龄分组，不同研究报告了不同的年龄分组。更不幸的是，这种现象并非只限于房颤研究，其他亦如此。

如果可以从系统综述中获得微数据（microdata），那么年龄分组上的差异将不成问题。例如，利用从国家卫生信息系统或人口家庭调查中获得的微数据，可以计算出每个整数年龄的患病率。尽管以这种方法收集的每一个率有高度变异性，但把第 2 章介绍的率模型与第 3 章介绍的年龄别风险函数样条模型相结合，可以得到与原始数据具有相同不确定性的估计。

虽然微数据再分析偶尔在 GBD 研究中得以实现，但并非常见，希望该方法能在国家和次国家级研究中得到更多应用。系统综述中不能得到率的微数据是正常的，这种情况下，各异质年龄组的率无法获得，需要寻求其他方法。

一定程度上，这与区间回归方法应用于计量经济学的情形[60-62]类似，还有更多数据结构信息可用于模型之中。本章将比较和对比几种统计学方法，但在

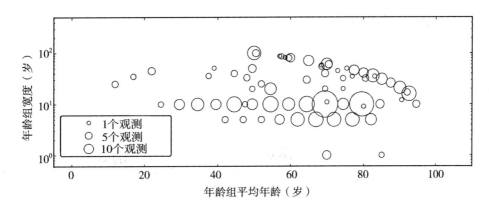

圆圈大小反映了该年龄组系统综述研究数的多少。共提取出了 586 个患病率
数据点，但使用最常用年龄组的数据点只有 68 个。

图 5-1　房颤系统综述研究患病率数据中年龄组的均值和离散度

详述之前，有必要先从理论上查看年龄分组的方式，从简单年龄分组处理的机械模型开始。某研究执行了个体年龄各异人群的几种测量，然后依据前后关联方式，将流行病学率或者几个感兴趣的率合理分配到所选定的年龄组之中。例如，假设有一项全面人口普查样本的患病率研究，采用 r_{a_0, a_1} 表示年龄组 (a_0, a_1) 的率，n_{a_0, a_1} 表示年龄组 (a_0, a_1) 的人数，则有

$$n_{a_0, a_2} = n_{a_0, a_1} + n_{a_1, a_2}$$

即年龄在 $a_0 \sim a_2$ 范围的人数是年龄在 $a_0 \sim a_1$ 范围人数和 $a_1 \sim a_2$ 范围人数之和。这样，年龄在 $a_0 \sim a_2$ 范围的率是两个连续年龄组（$a_0 \sim a_1$ 与 $a_1 \sim a_2$）率与相应人数比例积之和，即

$$r_{a_0, a_2} = r_{a_0, a_1} \frac{n_{a_0, a_1}}{n_{a_0, a_2}} + r_{a_1, a_2} \frac{n_{a_1, a_2}}{n_{a_0, a_2}}$$

在总体足够大且年龄区间很理想的极限状态下，有

$$r_{a_0, a_2} = \int_{a = a_0}^{a_2} r_{a, a+da} \frac{n_{a, a+da}}{n_{a_0, a_2}} da$$

毫无疑问，真实研究比全面人口普查患病率的研究更为复杂，但这是理解年龄组率概念的一个出发点。总之，年龄组率就是年龄组无穷小时率的瞬时值积分。

5.1 重叠年龄组数据

展示重叠年龄组数据的基本方法是在图中采用水平线的形式表示年龄与率的关系，如图 5-2 所示。线条水平位置表示率的大小，线条宽度表示年龄组的范围。一般还应在水平线上添加误差线，以便报告不确定性，但为了使图形尽可能简单易懂，本节不考虑不确定性的表示。

图 5-2 中的每一条水平线都可以表示成一个三元组 (a_s, a_e, r)，a_s 表示年龄组的起始年龄，a_e 表示年龄组的结束年龄，r 表示该年龄组的率。每个观测点的患病率水平和年龄组用水平线条表示，线条在 y 轴上的位置表示患病率水平，平行于 x 轴的两个端点表示年龄组的起始和结束年龄。由图可见，该系统综述的年龄异质性很典型，且随年龄的增大而增大。

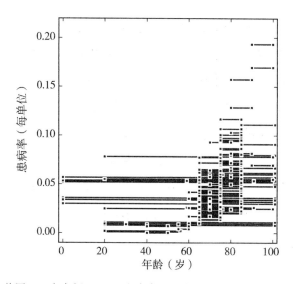

图 5-2　美国 155 个房颤（AF）患病率观测点的描述性流行病学系统综述

下面简要地谈谈 a_e 的取值。流行病学文献中常常会把年龄组的上限描述成与年龄单位相关的形式，例如，10~14 岁年龄组，其含义是从 10 岁的第一天到 14 岁的最后一天。但这个概念在年龄间隔小于 1 岁时就行不通了。因此，更倾向将年龄区间上限定为超出此范围的第一个年龄值。对于上述案例，可以说 $a_e = 15$。

充分理解系统综述出现的重叠年龄组数据后，下面将介绍一系列用于分析此类数据的 Meta 分析模型：中值模型（midpoint model）、解集模型（disaggregation model）、中值协变量模型（the midpoint-with-covariate model）、年龄标化模型（age-standardizing model）、年龄积分模型（age-integrating model）。年龄标化模型既有理论基础也有实际应用价值，在本书第二部分将详细介绍该方法的应用。

5.2　中值模型

异质年龄组数据建模最简单方法是利用率的年龄组中值，其操作简单，理论上为"梯形法则"调整。

实际上，该方法对于随年龄缓慢变化的疾病率建模相当准确，但如果率变化很快，则不适用。该书第二部分典型的应用有两类：（1）关注年龄模式，为此得到较窄年龄组，这类研究属于少数情况；（2）关注疾病流行病学其他方面，这类研究属于多数情况。因此，少数研究的年龄组较窄，而多数研究的年龄组较宽，是模型不准确的主要原因。

数学公式如下：令 $h(a)$ 为年龄别函数的过程模型（如第 3 章的样条模型或第 7.2 节的求解微分方程所得年龄别患病率函数），令 $\mathbf{p}(r, n \mid \mu, \rho)$ 为观测水平的数据模型（如第 2 章负二项率模型的概率密度函数）。年龄组 (a_{si}, a_{ei}) 有效样本量为 n_i 的率 r_i 的似然函数为 $\mathbf{p}\left(r_i, n_i \mid h\left(\dfrac{a_{si} + a_{ei}}{2}\right), \rho\right)$。同样，采用数学符号 $D(\mu, \rho; n_i)$ 表示率模型分布，即

$$r_i \sim D(h(a_i), \rho; n_i)$$

$$a_i = \frac{a_{si} + a_{ei}}{2}$$

此公式便于与后面要介绍的其他模型进行比较。

采用模拟方法了解中值模型等年龄组模型估计的准确性。模拟方法细节将在第 5.6 节详述，但由于该模拟在下面的图中已用到，故在此先做简要阐述。首先选定一个年龄别风险函数表示真实值；然后将间隔均为 10 岁的年龄组与均匀随机产生的年龄组进行混合，得到一组带噪声的观测数据。对于每个实测值，选择随机人口结构并结合真实年龄别风险，得到各年龄组真实率，然后从真实

率作为平均值和固定过离散参数的负二项分布中抽样获得用于年龄组模型的噪声数据。由于真实值已知，可以从图表上和数值上对模型估计值进行比较。

　　采用两个不同年龄别风险函数作为真实值进行模拟，图 5-3 比较了中值模型估计值与真实值之间的差异。当年龄别风险函数变化较小时，如图（a）所示，风险函数估计相当准确；但当年龄别风险函数变化较大时，如图（b）所示，估计偏差较大。

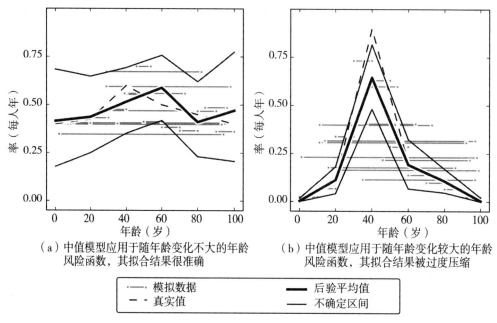

（a）中值模型应用于随年龄变化不大的年龄 　　　（b）中值模型应用于随年龄变化较大的年龄
　　　风险函数，其拟合结果很准确 　　　　　　　　风险函数，其拟合结果被过度压缩

图 5-3　中值模型：一种处理异质年龄组数据理论简单的方法，
简单地将观测数据归于年龄组中值

5.3　解集模型

　　解集（Disaggregation）是可以替代看上去很好但明显存在缺陷的中值模型的方法。为了理解解集，可以想象对可获得（本章开始时介绍的）微数据进行简单再分析，若可以利用系统综述的个体观测数据计算疾病率，就可实现对所需的任何年龄分组进行再分析，可以 1 岁为组距计算各年龄组疾病率，并确定疾病率的年龄模式在年龄分组过程中没有显著改变。

　　然而，率的微数据很难从系统综述中得到。如果可获得微数据，那么简单地说，解集方法就是为了得到所需的年龄组率，这需要考虑所增加的变异，该变异可由所报道的具有相同大小的小年龄组研究来获得。

没有任何额外信息，对于某人群年龄组 (a_s, a_e) 的有效样本量为 n，率水平为 r，有

$$X = (r, \ n, \ a_s, \ a_e)$$

可解集为 $A = a_e - a_s$ 行数据，即 X_1，X_2，$\cdots$，X_A，其中

$$X_a = \left(r, \ \frac{n}{a_e - a_s}, \ a, \ a + 1 \right), \quad a = 1, \ 2, \ \cdots, \ A$$

解集可解释为数据预处理过程，可代入这些解集数据到前面介绍的中值模型中，得到随年龄变化率的综合估计值。然而，对于较宽年龄区间，解集模型会有一些意想不到的缺陷，因为它忽视了疾病水平与年龄的相关性，在较小和较大年龄，会过度压缩年龄模式，如图 5-4 的模拟数据所示。

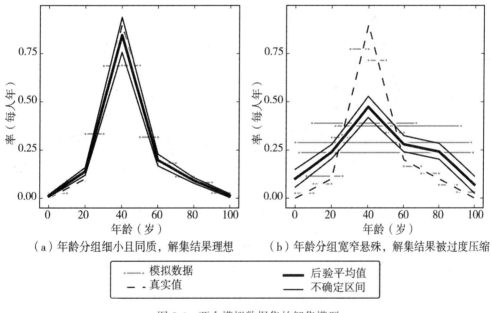

（a）年龄分组细小且同质，解集结果理想　　（b）年龄分组宽窄悬殊，解集结果被过度压缩

图 5-4　两个模拟数据集的解集模型

5.4　年龄组宽度作为协变量的中值模型

把年龄组宽度作为协变量加入中值模型中，是另一种更体现统计学思想的

替代方法，模型可表达为

$$r_i \sim D(\mu_i, \quad \rho; \quad n_i)$$

$$\mu_i = h\left(\frac{a_{si} + a_{ei}}{2}\right) + \theta(a_e - a_s)$$

这种方法间接地处理了解集模型的缺陷，但"间接"的本质既有好处，也有不足。该方法没有明确地把较宽年龄区间与较窄年龄区间连接起来，而是允许数据自身来反映疾病率与不同年龄组的相同中值之间为线性关系。与之形成对比，本章开始介绍的数学模型是特定的、机制已知的非线性关系。图5-5所示为模拟数据的中值协变量模型结果。尽管该方法理论有吸引力，但协变量模型增加的灵活性并没有给模拟研究带来更多价值。

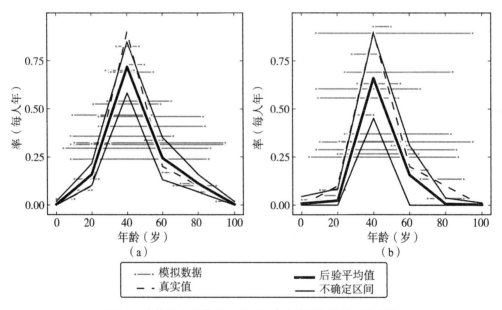

图5-5 中值协变量模型用于两个真实值已知的模拟数据集

5.5 年龄标化和年龄积分模型

一种在概念上和计算上甚至更复杂的方法就是统计学模型明确地把整个年龄区间平均化，即

$$r_i \sim D(\mu_i, \quad \rho; \quad n_i)$$

$$\mu_i = \int_{a=a_{si}}^{a_{ei}} h(a)\,\mathrm{d}w_i(a)$$

其中，定积分 $\mathrm{d}w_i$ 是根据人口结构进行加权。

该模型理论可行，但其缺点是计算更缓慢，且数值更不稳定。另外，它的主要部分——积分年龄权重的选取也还没有详细说明。年龄权重选取方法有两种：年龄标化模型（age-standardizing model）和年龄积分模型（age-integrating model）。年龄标化模型对所有研究均采用共同的年龄别权重函数 $\mathrm{d}w_i(a) = \mathrm{d}w(a)$，而年龄积分模型是从每个系统综述研究的人口年龄模式中获得最佳估计值。由于所有 i 对应的 $\mathrm{d}w_i$ 相同，所以年龄标化模型更快捷；但年龄积分模型的理论依据更充足，因为它可利用更多数据信息。然而，利用了这些信息是否可以让最终结果更加准确，则是不确定的，因为研究人群的年龄模式并不总是十分确定，这时候就需要假设它与当年该国家的年龄模式相一致。在缓解率和死亡率研究中，估计人口年龄模式甚至更复杂，因为它与国家人口年龄模式不同，只能通过疾病患病率的年龄模式进行调整。图 5-6 所示为年龄标化模型用于模拟数据的估计结果。

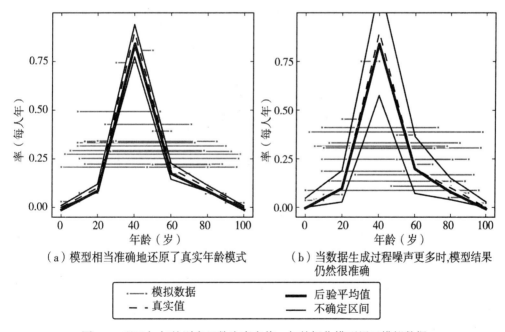

（a）模型相当准确地还原了真实年龄模式　　（b）当数据生成过程噪声更多时,模型结果仍然很准确

图 5-6　以已知年龄别率函数为真实值，年龄标化模型用于模拟数据

5.6 模型比较

对上述模型进行恰当比较，有一定困难。其中模拟，即根据已知真实值模拟产生数据（如图5-7所示）来比较估计值和"真实值"之间差异的方法，是一种有效方法，但该方法有模拟数据的分布选择不当导致模型不恰当的风险。另一种方法是交叉验证（cross validation），把系统综述得到的数据分为互不相同的训练集和测试集，训练集用于构建模型，然后用所得模型对测试集进行预测。通常保留25%数据不参与建模，但是，因为这决定了用哪个模型来预测所有年龄组率，人们只对能准确预测较窄年龄组感兴趣，所以最好只从大量有代表性子总体中保留较窄年龄组数据作为测试集进行预测。然而，很不幸的是，在需要满足建模的所有背景条件下，很少会有足够数据支持这种做法。

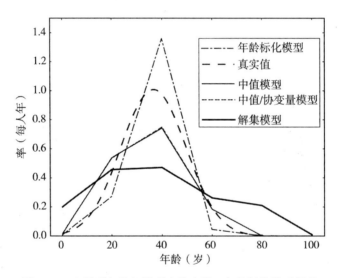

图 5-7 4 个异质年龄组模型比较表明，年龄标化模型最接
近真实值水平（相应模拟研究结果见表 5-1）

采用务实方法，利用下面描述的自然模拟来进行评价。在今后工作中，有必要基于更复杂的模拟方案或者基于精心设计的保留交叉验证来进一步理解这些方法的利与弊。

数据模拟过程如下：

- 为 30 行数据选择年龄区间。对于 $i = 1, \cdots, 10$，$(a_{si}, a_{ei}) = (10(i-1),$

$10i$）；对于剩下的 20 个区间，从 [1，100] 内随机均匀地选择年龄区间宽度，并随机均匀地从与上述年龄范围一致的年龄中选择年龄区间中值。

- 在 $[10^2，10^4]$ 范围内为每行数据随机均匀地选择有效样本量 n_i。
- 根据 $w_i(a) = e^{\beta_i a}$，为每行数据选择年龄别人口结构，其中 β_i 从平均值为 0 且标准差为 1/10 的正态分布中得到。
- 计算每个年龄区间的真实率值。

$$r_i^{真实} = \sum_{a = a_u}^{a_o} \mu_{真实}(a) w_i(a)$$

$$\mu_{真实}(a) = \exp\left\{ \frac{3(a - 35)^2}{1000} + \frac{a - 35}{100} \right\}$$

- 根据负二项分布选择一个率的实测值：$r_i n_i \sim$ 负二项分布($r_i^{真实}，\delta_{真实}$)，其中 $\delta_{真实} = 5$。

表 5-1 为各种模型拟合这些模拟数据的中位数结果。从所有拟合质量指标看，年龄标化模型拟合效果最佳。

表 5-1　　　　　　　重复 100 次模拟试验比较 5 个模型的年龄别率中位数

模型名称	偏倚（%）	MAE（%）	PC（%）	运算时间（s）
中值模型	3	6	60	32
解集模型	−1	22	5	40
中值协变量模型	4	6	72	37
年龄标化模型	0	3	75	34
年龄积分模型	0	3	70	35

注：偏倚 =（真实值−预测值）／真实值×100%；中位绝对差（median absolute error，MAE）为真实值与预测值间差值绝对值的中位数；覆盖率（probability of coverage，PC）为真实值落在预测值 95% 不确定区间范围内的概率；运算时间以 s 为单位。

5.7　总结和展望

本章介绍和比较了几种处理系统综述中异质年龄组数据的方法。尽管年龄标化模型在理论基础和模拟研究中都是首选，但将来还需比较这些方法的样本外预测结果来支持这一选择。根据其他统计学理论或机器学习算法来处理年龄组异质性的方法可能也是有价值的。

（Abraham D. Flaxman 编写，张干深 译）

第 6 章　协变量建模

协变量建模（covariate modeling）应用于人口学、流行病学和其他特别变量研究，是解释噪声数据变异的一种方法。"协变量"一词于 20 世纪 40 年代首次出现在皇家统计学会会议论文集[63]，用于间接测量农业产量。通过对同种玉树重量的一系列测量，包括在收获后立即测量和植物干燥后再次测量，P. C. Mahalanobis 在收获后立即测量重量（易于测量但关联性不高）与产品准备入市销售时重量（更重要但难以获得）之间建立起了一种关系。这种"协变量方法"和如今仍在使用的协变量建模含义相同，但协变量建模的测量指标选择更难。通过本章的应用，协变量的含义将变得更加清晰。

由于常无明确解释变量可用，全球疾病负担评价中使用协变量更具挑战性。要理解这一点，可从玉树例子得到启发。理论上讲，如果农民已知收获时重量、植物含水量、生长期湿度和收获后储存条件，整合所有理化信息，干燥后无需直接测量，便可非常准确地预测植物的干重，这似乎是合理的，甚至第二次再称重都变得多余。即使不能得到所有信息，仍可通过统计学理论做出粗略估计，并且可获得粗略估计的准确程度。在 GBD 2010 研究中，甚至没有一个像收获时重量那样有关联的协变量，于是我们考虑了人均国内生产总值或平均降雨量这类间接相关的协变量。然而，在许多应用中，协变量的使用也和植物收获时重量的例子类似。

在人群疾病 Meta 回归模型中使用协变量建模有两种不同目的：（1）解释流行病学率的噪声测量偏倚和变异。例如，协变量可作为数据驱动"交叉游走"（cross-walks）机制，在不同灵敏度诊断方法之间转换，协变量也可用于并非系统偏高或偏低于平均值的、实际低权重的、无代表性的噪声源数据。在贝叶斯应用中，协变量可使研究之间更具可交流性。（2）增加样本之外预测的准确度。首先建立某些感兴趣疾病参数与解释协变量之间的关系模型，然后利用这些疾病参数关系模型外推预测那些协变量数据可得、但未做或少做直接测量的区域情况。

在协变量建模中，明确区分"固定效应"和"随机效应"，而分层建模等贝叶斯方法模糊了该区分。为了使术语更加完整，协变量建模的各种方法学通常将固定效应与随机效应概念对立起来。

为了更易于区分，本书中的 Meta 回归以不同方式使用了固定效应和随机效应，对研究、国家-年份相应的协变量采用了固定效应，而对地理单元仅有的指示协变量则采用了随机效应。

有时，在地理分层的每个水平上，将随机效应之和限定为 0，这是线性回归随机效应总体平均值为 0 的传统意义之扩展。在其他模型中，对每一随机效应独立地使用平均值为 0 的先验就足够了，这也是贝叶斯建模的常用方法。无论哪种情况，随机效应总有一个离散超参数，这使模型可以推断地域间随机效应的离散度，从而量化无可用数据地域的不确定性。

因此，固定效应是对可解释测量间变异建立模型，而随机效应是对无解释协变量测量间真实变异建立模型，两者的区别在于模型中测量变异是来自非抽样还是抽样，在第 2 章的率模型中已经提及，例如负二项随机效应率模型例子中，模型必须区分不同国家的真实变异和非抽样变异。当可用数据有限时，面临的挑战更大。

以下将逐一展开这些概念。

6.1 解释偏倚的交叉游走固定效应

协变量建模的首个应用就是交叉游走，是采用特定研究的固定效应来合并不同但倍增的相关量测量，经典的例子来自心肌梗死（myocardial infarction，MI）发病率，其各种诊断试验均可用。不同 MI 发病率研究确诊病例时使用了不同诊断标准，因基于测定血肌钙蛋白水平的新试验比以往诊断方法更灵敏，由此导致了清晰解释数据的变异。由图 6-1 可见，带有肌钙蛋白试验效果指示的协变量模拟数据，提高了 30% 的观察病例数。每行数据纳入一个指示变量作为协变量，如果第 i 行数据来自使用肌钙蛋白试验的研究，则 $x_i = 1$，否则 $x_i = 0$，可拟合交叉游走于使用两种不同病例确诊标准的研究间的参数模型。$x_i = 1$ 的数据值比 $x_i = 0$ 平均高出 30%，且协变量建模在足够数据下准确重现了该差异。图 6-1（a）、（b）的数据相同，且分别给出了 $x_i = 0$ 与 $x_i = 1$ 时的真实值和预测值。

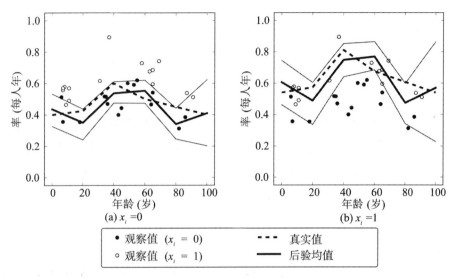

图 6-1 不同测量技术产生系统性差异的模拟数据集

同样方法可用于收集有不同回忆期的精神障碍数据，这种数据在心理障碍 Meta 分析中经常出现。例如，在双相情感障碍人群患病率的测量中，一部分研究询问过去一月的症状，而其他研究询问过去一年的症状。图 6-2 显示了在双相情感障碍系统综述中收集的数据，一些研究测量过去一年的患病率，而其他研究测量过去一月的患病率。由于疾病间歇发作的性质，过去一月的患病率比过去一年的患病率低 30%~40%。

通常，用数组 (a_i, n_i, r_i, X_i) 来表示系统综述中收集的数据，a_i 为年龄组，n_i 为有效样本含量，r_i 为观测率值，X_i 为协变量向量。然后，使用 $D(\pi, \rho; n_i)$ 来表示率模型（D 表示数据可能性的一般分布），固定效应协变量模型为

$$r_i \sim D(\mu_i, \delta; n_i)$$
$$\mu_i = h(a_i) e^{\beta X_i}$$

参数 β 代表固定效应的效应系数，这有助于计算算法为 β 提供扩散先验的稳定性，例如

$$\beta_j \sim \text{Normal}(0, \sigma_j^2), \quad j = 1, \cdots, J$$

当然，如果专家有关于效应系数的符号或数值信念，可将其纳入为更丰富

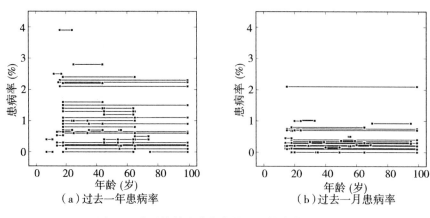

图 6-2 在系统综述中收集的双相情感障碍数据

信息先验。

固定效应模型中，有两个微妙的选择值得进一步研究：标准化和参照值。已知这两个选择会影响计算算法的性能[37]。例如，非标准化协变量可以使在标准化（normalization）协变量正常运算的爬山算法（hill-climbing algorithm）不收敛。由于贝叶斯先验，特别是由于房室模型的一致性，标准化的选择尤为重要。当协变量已被标准化至平均值为 0 且标准差为 1（取 $\sigma_j = 1$）时，上述扩散先验能很好发挥作用。

"参照值"（reference value）一词来源于分类变量的固定效应建模，其中引入所谓的哑变量（0/1 指标）来表示所有多分类变量。除 1 个分类外，所有哑变量协变量值均设为 0，模型得到参考分类的预测结果。当 $X_i = (0, 0, \cdots, 0)$ 时，对于前面的公式，μ_i 的表达式可简化为 $\mu_i = h(a_i) e^{\beta 0} = h(a_i)$。正因 h 在房室模型（见第 7 章）中被用作年龄别率函数，于是发病率、患病率、缓解率和死亡率之间的一致性在参照值下得以保证。

参照值必须一致，它们的选择必须谨慎。例如，就上述心肌梗死例子而言，一些研究使用基于肌钙蛋白的诊断，而另一些则没有，参照值应该支持肌钙蛋白试验，因为这被认为更加准确。

使用双相情感障碍数据的具体例子能更加清楚地阐明这一点。第 14 章提供了另一个例子，而第 19 章更详细地介绍了双相情感障碍的一致性模型，该模型在此处的应用分为两种情况：把过去一年的患病率设为参照值，或把过去一月的患病率设为参照值。当然，这改变了预测的患病率，也改变了预测的发病率

（因为可用数据很少）。由图 6-3 可见，选择不同参照值对发病率估计值会产生影响。参照值水平必须保证一致，选取参照值是一个非常重要的建模决定。

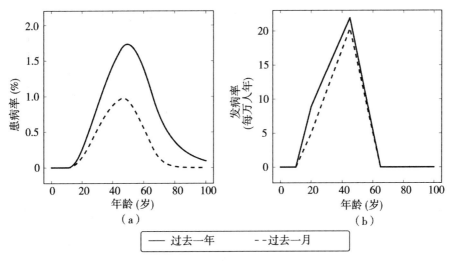

图 6-3　过去一年与过去一月的患病率协变量参照值对发病率估计有实质性影响

尽管标准化不影响一致性，但同样十分重要。因为效应系数先验必须与协变量尺度相匹配，使用标准化对数值算法的稳定性起着很重要作用。例如，将连续型协变量标准化至方差为 1，意味着 $\beta \sim \text{Normal}(0, 1^2)$ 的先验是扩散的。如果一个连续型协变量方差为 0.0001，那么 β 的同一先验应该极具信息量方可。

6.2　改善样本外估计的预测固定效应

除前一节研究水平的交叉游走协变量外，协变量建模也可用于区域水平，用样本内测量关系来改善样本外真实区域变异的估计问题。从数学上讲，原理一样，一个区域水平的协变量矩阵 X_i' 持有协变量值，一个效应系数参数 β' 控制预测值，然后用 h 乘以 $e^{\beta'X_i'}$。然而，从概念上讲，这值得单独对待，因为区域水平协变量建模的使用和结果十分不同。

当模拟一种通常致命疾病，如失代偿期肝硬化时，使用固定效应来预测样本外情况，其好处显而易见。尽管这类疾病的发病率只能从某些地区的登记资料中获得，然而由这类疾病导致的人群死亡率几乎在所有国家可详细得到[19]。通过使用年龄标化死亡率的对数作为发病率模型的一个协变量，借助死亡率来报告发病率是可能的。第 15 章会更为详细地探讨这一例子。

这种方法对于非直接关系的协变量也有帮助。例如，使用国内生产总值作为估算进食障碍患病率的解释协变量，使用年龄标化丙型肝炎病毒患病率作为估算肝硬化患病率的解释协变量，或使用暴力冲突指标作为估计抑郁症和焦虑症患病率的解释协变量。

然而，以这种方式使用区域水平的协变量，要求在分析中包含有每个区域及每一年研究的区域水平的时间序列数据。这些数据也可能是稀疏和带噪声的，并且往往需要对区域或年份对应的缺失值进行填补。

6.3　解释变异的固定效应

上述固定效应模型重点聚焦于改善观测数据平均值的预测，运用固定效应模型来解释不同来源数据的不同变异水平也是有可能的，这正是本节的主题。

下面以丙肝血清阳性率的系统综述例子来介绍。文献检索排除了已知有系统偏倚的亚群研究，如静脉注射吸毒者或有偿献血者患病率的研究。但确实从那些没有已知系统偏倚的亚群研究中收集了测量值，例如把无偿献血者作为抽样框的研究。这显然不是全部人口，但因为它不是已知的有偏样本，可以把它们纳入进来。这正是使用固定效应来解释变异的恰当之处，指定偏倚指标 $Z_i = 1$ 给相应无偿献血者以及来自非代表性亚群，如产前门诊母亲的其他研究观察者；指定偏倚指标 $Z_i = 0$ 给一般研究人群。然后，可以引入一个类似于前面讨论的固定效应系数。但需要注意，这里修正的是率模型的过度离散项，而不是平均值。

这一过程公式如下：

$$r_i \sim D(\mu_i, \ \delta_i; \ n_i)$$
$$\mu_i = h(a_i) e^{\beta X_i}$$
$$\delta_i = e^{\eta + \zeta Z_i}$$

6.4　空间变异的随机效应

协变量的另一重要用途在于处理不能解释的非抽样变异。正如多次提到的，可用的描述流行病学数据往往带有很多噪声，通常只有少部分"噪声"可以用上述章节中的协变量来解释。尽管不同诊断标准或诸如此类情况导致的额外变异无简单解释，但这些变异存在一定结构。和高收入北美地区相比，北非和中东地区国家的率彼此更为相似；而高收入北美地区作为一个整体，相对于南亚地区而言，与西欧地区更为相似。随机效应模型的目的正是捕获这些已有的空间相似性。

以类比固定效应模型来开始随机效应模型介绍。在某种程度上，通过模型中采用一个额外参数以及先验中采用若干额外因素来实现随机效应。要么作为一个拟合数据的自身参数来构建效应离散度模型，要么进一步构建分组平均值为 0 的空间邻近效应联合分布模型。记 U_i 为随机效应协变量向量，U_i 是一个类似于之前固定效应协变量向量 X_i 的设计矩阵（design matrix），但实测值 i 所指的空间分层相应地方的取值为 0/1。

在 GBD 2010 的研究中，国家嵌套于区域之中，区域嵌套于超大区域的空间分层之中，但在国家或次国家级的分析中，分层将会不同。通常可以使用图论来阐述这一点，但精确的图论细节不必在此解释。

类似于上述固定效应模型，随机效应把乘法转换应用于年龄别率函数：

$$r_i \sim D(\mu_i, \delta_i; n_i)$$
$$\mu_i = h(a_i)\,\mathrm{e}^{\alpha U_i}$$

固定效应和随机效应之间第一个不同之处在于效应系数的先验。不像固定效应之前使用的扩散先验，α 的先验本身是模型的一部分，用参数表示为

$$\alpha_j \sim \mathrm{Normal}(0, \sigma^2_{\ell(j)})$$

式中，$\ell(j)$ 为地域 j 的分层水平，σ_ℓ 也是一个模型参数，代表分层水平为 ℓ 的地域间不同地域变异的标准差。为了用贝叶斯方法拟合这一模型，也需要有 σ_ℓ 的先验（一个超先验），它往往需要具有一定信息量。截断正态分布

$$\sigma_\ell \sim \mathrm{Normal}_{[0.05, 5]}(0.05, 0.03^2)$$

通常是一个合适的选择，这表示地域间变异的标准差小于 5% 是不可能的，大于 15% 则更为罕见。

固定效应和随机效应之间的第二个区别是，有利于 MCMC 收敛的对 (α_j) 的联合先验分布做出修改：对于每一组嵌套于空间分层公用区域的地区（如同一地区的所有国家），可以约束每组的随机效应的均数为 0。使用 $A_1, \cdots, A_J$ 来表示嵌套于一个公共超大地域的所有分组，这一约束条件的数学公式为

$$\sum_{a \in A_j} \alpha_a = 0, \qquad A_1, A_2, \cdots, A_J$$

集中于分组平均值的先验在一致性模型中有重要影响，如上所述（参见图6-3），一致性在参考水平得到保证，对随机效应而言参考水平为 $U_i = 0$。集中于分组平均值的约束条件有益于减少参数空间维度，这就是为什么它有助于 MCMC 收敛的原因。

6.5 协变量与一致性

在一体化系统建模中，协变量建模极具挑战的理论问题就是协变量间相互作用和房室间一致性。这一挑战性概念的阐述更为复杂，因为关于房室间一致性的房室模型还没有详细介绍（见第 7 章）。然而，出于参考目的，在此纳入该材料似乎再好不过了，首次了解后，再次阅读时会感觉更容易。

该问题的简单例子来自先天异常模型，该模型有出生患病率、年长时患病率和死亡风险，但没有出生后的发病率或缓解率。如果协变量用于转换 $h_{p \cdot f}$ 水平以及 h_p 水平和 h_f 水平的预测，那么为了获得一致，需要有 $\beta_i^{h_{p \cdot f}} = \beta_i^{h_p} + \beta_i^{h_f}$。

其复杂性在非零发病率和缓解率模型中甚至更加明显。在一般情况下，甚至不清楚维持一致性的非零协变量效应是否存在。

为了巧妙地避开这一难题，可使用多阶段方法来拟合模型（见第 8.7 节），且在过程中的每个阶段，都有一个特定水平的分层模型，以确保系统动态模型的一致性。这个阶段的所有预测只适用于这个地域以及在空间分层中划分于该地域之内的各个地区。然而，对于各子地域，其预测是不一致的。希望这些子地域接近一致，则必须凭经验对偏倚一一做出排查。

这如何使用呢？回想用来预测给定地域、性别和年份 (g, s, y) 的率的协变量模型公式：

$$\pi_{g, s, y}(a) = h(a) e^{\alpha U_{g, s, y} + \beta X_{g, s, y}}$$

对于空间分层的最高水平［也叫参考节点（reference node），对应于地域、性别和年份 (g_r, s_r, y_r)］，简单地对 X 和 U 中的每一协变量运用线性转换，以便 $X_{g_r, s_r, y_r} = 0$，$U_{g_r, s_r, y_r} = 0$，由此得到

$$\pi_{g_r, s_r, y_r}(a) = h(a)$$

对于 $\{h_t(a)，t = [T]\}$，可得到任一微分方程组的解，即可得到年龄、性别和年份各层次的预测值。

将来工作的一个重要方向是超越该多阶段方法。这将要求有算法的创新，

因为同时拟合多个一致性模型在当前还不现实。

6.6　总结和展望

本章描述了协变量应用于描述流行病学 Meta 回归的多种方式：用来解释偏倚、改善样本外预测准确性、解释变异、测量不可解释变异。这些不同应用在数学上都是类似的，但每一项如何影响模型估计，则各有其微妙之处。

在将来的工作中，发展自身包含不确定性的协变量将是重要的，因为很多预测协变量本身就是估计值。类似地，允许协变量有缺失值的方法将会在以后的建模中有实际使用价值。在全球疾病负担 2010 死因部分的研究中发展的协变量建模大大受益于整体建模方法[19]，其中的方法也可以在此试用。

（Abraham D. Flaxman 编写，熊甜 译）

第7章 其他类型资料的患病率估计

　　系统综述通常用于参数不能直接合并的疾病分析。前言介绍的帕金森氏病的例子中包括了患病率和发病率数据，但是每一类数据都不够完整，如果在某种情况下只能选择一类数据进行查看，那么查看任一类数据都会留下遗憾，幸运的是，在本章内容介绍之后将不再发生这种问题。疾病的发病率、患病率、缓解率和死亡率存在内在联系，本章将利用这种联系把各种数据汇总到一个模型中，利用所有可得数据来评价不同测量方法得到的结果是否一致。

　　为了利用其他流行病学数据（如发病率、缓解率和死亡率）评价患病率，本章将引入一体化系统模型（integrative systems model，ISM）分析框架，ISM 结合了过程机理模型和数据统计学模型，其原理是基于系统动力学模型（system dynamics model），该模型起源于运筹学和工业工程学[64-67]，这种房室模型（compartmental model）与感染性疾病模型 infectious disease model)[68-72]和药代动力学模型（pharmacokinetic/pharmacodynamic modeling，PK/PD)[73-78]相似。

　　系统动力学模型是用来模拟存储、流动、反馈机制等复杂行为的模型，简言之，存储变量定量描述某个特殊时刻房室中一些物质或人群的数量，而流动变量则定量描述物质进出房室或在房室间流动的率。系统动力学模型应用广泛，一旦沿着这个方向思考，会发现几乎任何东西都可以被模拟成存储和流动的模式。该方法已经被应用到经济、政策、环境以及其他领域[67,77,79,80]。

　　系统动力学模型和统计学模型的区别在于：前者是过程模型，而后者是数据模型。过程模型旨在清晰地表示系统行为（决定性的和随机推测的）背后机制，而数据模型则往往不需要这类原理。系统动力学模型的优点是可以汇总关于系统的结构性假设。然而，在许多应用中，系统动力学过程模型跟数据没有关系。此外，在许多统计方法中，具有领域特殊性的系统动力特性不会被纳入模型，这种排除可能是有意为之，为的是数据能够以自身来表达其包含的意义。

在数据稀少和具有噪声的情况下，数据模型可以得益于附加结构，而 ISM 正是一个将过程模型和数据模型结合到一起的方法，其优势在于利用数据模型评估过程模型的参数。

7.1　一个启发性例子：人口动力学

通过举例可以使上述概念更加具体。首先介绍最简单的单室模型，只包含流入、流出的简单房室模型，不包含反馈信息。如图 7-1 所示，尽管结构简单，但对人口动力学研究很有帮助。图中 b 为出生人数，m 为死亡人数，S 为"存储"人口数。

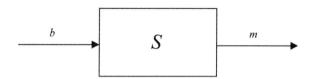

图 7-1　流入为 b、流出为 m 的最简单房室模型

图 7-1 中所示的存储和流动模型有助于理解过程模型结构，但要全面理解模型中存储部分和流动部分之间的关系，则需要使用公式或微分方程，下面的微分方程全面阐述了上述单室模型：

$$\frac{\mathrm{d}S}{\mathrm{d}t} = b - m$$
$$b = h_b S$$
$$m = h_m S$$

上述公式的存储 S 是不断变化的，随出生水平 h_b 升高而增大，随死亡风险 h_m 升高而减小。当 h_b 和 h_m 保持不变时，上述微分方程有一个闭合解：$S = S_0 \mathrm{e}^{(h_b - h_m)t}$；当 h_b 和 h_m 随着时间变化时，则不一定有闭合解，更多时候 S 有一定的变化趋势。图 7-2（a）为 h_b 和 h_m 不变时 S 的时间变化趋势，图 7-2（b）为 h_b 和 h_m 变化时的时间趋势。

下一节将重点介绍系统动力学在人群疾病随年龄变化研究中的应用，这个应用对构建 Meta 回归模型很重要。

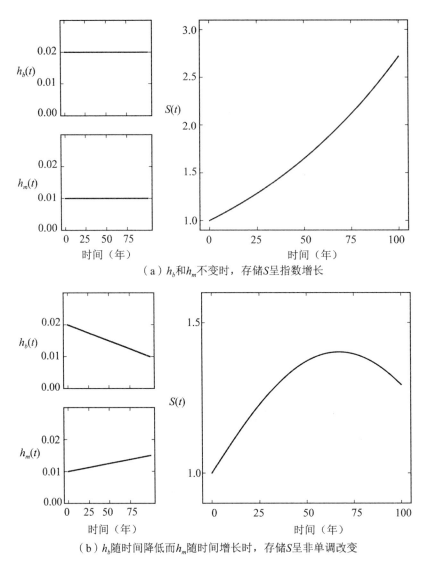

（a）h_b和h_m不变时，存储S呈指数增长

（b）h_b随时间降低而h_m随时间增长时，存储S呈非单调改变

图7-2 单室模型中存储与流动的时间趋势

7.2 人群疾病的系统动力学模型

将不同类型数据综合到一起的关键方法是建立双室系统动力学过程模型，双室分别为易感人群（susceptible population，存储变量S）和患病人群（condition，存储变量 C）。按图 7-3 中的箭头方向，人群在这两个房室中流动。发病率（incidence）h_i 为人群从 S 转变为 C 的风险；缓解率（remission）h_r 为人群从 C 恢复为 S 的可能性；死亡率（mortality）h_m 为易感人群从系统中流出的风险；条件死亡率 $h_{m_{with}} = h_m + h_f$ 为患病人群从 C 中流出的风险，其中 h_f 为超额死亡率，表示患病人群比不患病人群的"超额死亡风险"[9]。

与复杂的传染病模型相比，过程模型看起来确实很简单，并且比看起来还要更加灵活。模型中的所有参数随着时间和年龄变化，使得大量的疾病描述流行病学数据能够更加灵活匹配。本书将把该过程模型同前面介绍的年龄标化固定效应样条模型结合起来，从而产生一体化系统 Meta 回归模型来整合其他参数估计患病率。

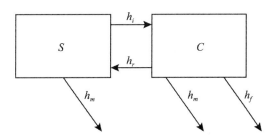

房室 S 表示易感人群，C 表示患病人群，人群从 S 流动到 C 为
发病 h_i；从 C 流动到 S 为缓解 h_r；易感人群从系统中流出为
死亡 h_m；患病人群死于该疾病为条件死亡 $h_m + h_f$，h_f 为超额
死亡，表示患病人群比不患病人群的"超额死亡风险"。

图 7-3　可利用其他数据估计患病率的人群疾病双室过程模型

图 7-3 所描述的房室模型并没有进行完整的系统动力学描述，若要对房室模型进行详细描述，则需要有一系列关于上述存储变量和流动变量的微分方程，更加精确地表达这些变量随时间和年龄变化的关系，本书用变量 τ 代表随时间变化的队列年龄：

$$\frac{\mathrm{d}}{\mathrm{d}_\tau} S(a + \tau,\ t + \tau) = -(h_i + h_m)S + h_r C$$

$$\frac{\mathrm{d}}{\mathrm{d}_\tau} C(a + \tau,\ t + \tau) = h_i S - (h_r + h_m + h_f) C$$

一般而言，所有变量都与年龄（a）和时间（t）有关。符号 S、C、h_i、h_r、h_m 和 h_f 表示随年龄和时间变化的函数：

$S = S(a, t)$：易感人群（susceptible population）；

$C = C(a, t)$：患病人群；

$h_i = h_i(a, t)$：易感人群（S）发病率（incidence）；

$h_r = h_r(a, t)$：患病人群（C）缓解率（remission）；

$h_m = h_m(a, t)$：（未患病）易感人群（S）死亡率（mortality）；

$h_f = h_f(a, t)$：患病人群（C）超额死亡率（excess mortality hazard）。

下面会进一步讨论从存储和流动变量衍生出来的其他变量，在此先阐述如下：

$$p = p(a, t) = \frac{C}{S + C}：患病率（prevalence）；$$

$h_{m_{all}} = h_{m_{all}}(a, t)$：人群全死因死亡率（all-cause mortality hazard）；

$h_{m_{with}} = h_{m_{with}}(a, t) = h_m + h_f$：患病人群（$C$）死亡风险（with-condition mortality hazard）；

$$RR = RR(a, t) = \frac{h_m + h_f}{h_m}：（人群 C 与 S）死亡相对危险度（relative risk of mortality）；$$

$$SMR = SMR(a, t) = \frac{h_m + h_f}{h_{m_{all}}}：（人群 C 和全人群）标化死亡比（standardized mortality ratio）；$$

$h_{p.f} = h_{p.f}(a, t) = p.h_f$：人群超额死亡风险（population-level excess mortality hazard）；

$X = X(a, t)$：平均病程（average duration of condition）。

对于传统系统动力学模型，现在应该考虑系统中的反馈来源以及致使模型变得复杂的原因。即使是双室模型，包含 4 个率变量，没有反馈信息，疾病模型也可能有多种形式，因此，如果将反馈信息加入到模型中，将会变得更加复杂。但是 ISM 是不同的，某种程度来讲，过程模型能够充分考虑在系统综述中应该收集哪些流行病学数据，以及如何将这些数据与房室模型中的存储和流动变量关联起来。

对于一些高发传染病，如结核，卫生系统发现的病例通常报告给 WHO，这就产生了发病率数据（不是年龄别率，而是全年龄别粗发病率），将每年的发病人数除以年中人口数，即为发病率 h_i 的粗略估计。

通常可以通过入户或电话调查直接估计患病率，即调查 n 个个体中出现 k 个阳性的比率，在房室模型中 p 等于 $C/(S+C)$。患病率通常按年龄、性别或两者结合进行分层，对于许多重要疾病，患病率会随年龄变化而变化。

另一可获得指标测量了疾病的死亡率相对风险（即相对死亡比），也就是患病与非患病死亡之比，其比值有时称为相对危险度，这就对应于上述模型的风险比 $RR = (h_m + h_f)/h_m$，但不幸的是，h_f 很难直接测量，因此，有时用患病人群死亡率来代替死亡率相对风险，可以表示成 $h_{m_{with}} = h_m + h_f$。

人群全死因死亡率不需要通过调查某种疾病来测量，因此，到目前为止，相比于其他指标更加准确。全死因死亡率可以通过生命登记或调查得到的年死亡人数除以年中人口数来获得，即使在数据缺失的情况下，也有很精确的估计方法。在 GBD 2010 研究中，全死因死亡率的估计用额外的数据单独计算，这些数据有固定的收集方法和人口学分析方法，相比于发病数据更容易收集[81]。

全死因死亡率也可以通过房室模型计算如下：

$$h_{m_{all}} = (1 - p) \cdot h_m + p \cdot h_{m_{with}}$$

$$= \frac{S}{S + C} h_m + \frac{C}{S + C} (h_m + h_f)$$

$$= h_m + \frac{C}{S + C} h_f$$

$$= h_m + p \cdot h_f$$

公式 $h_{p \cdot f} = p \cdot h_f$ 即为前面所讲的人群超额死亡率，$p \cdot h_f$ 很重要，因为在一些重要病例中，它等于死因别死亡率。当死亡证明中有明确疾病编码时，人群死因别死亡率（也就是死亡证明书中根本死因编码对应的人数除以生存人年数）近似等于人群超额死亡率。即使当一些死亡证明书中的疾病编码不正确（如糖尿病），导致死因别死亡率略低于 $h_{p \cdot f}$，$h_{p \cdot f}$ 依然可以提供有用的信息。

$h_{m_{with}}$ 和 $h_{p,f}$ 的重要区别是应用的人群不同，$h_{m_{with}}$ 仅被用作患病人群的指标，而 $h_{p,f}$ 则被用来评价普通人群，包括患病和未患病人群。$h_{m_{with}}$ 可以通过患病人群的队列研究来测量，而 $h_{p,f}$ 需要通过观察全人群死于某疾病的人数来测量。

缓解率和病程的研究是通过记录患者的患病过程来评估疾病持续时间，为房室模型中的参数估计又提供了一种指标或变量。

平均病程（患者在房室 C 中存在的平均时间，duration）的估计是相对的，完整计算公式如下：

$$\text{duration}(a,\ t) = \int_{\tau=0}^{\infty} e^{-(h_r(a+\tau,\ t+\tau)+h_f(a+\tau,\ t+\tau)+h_m(a+\tau,\ t+\tau))\tau} d\tau$$

对于特殊的疾病，这个积分公式可以简化。例如，如果缓解率不随年龄和时间变化，且死亡率 h_m 和 h_f 很小，则病程的计算公式可以简化为 $\int_{\tau \geq 0} e^{-h_r\tau} d\tau =$ $\frac{1}{h_r}$。当计算急性病的病程时，缓解率近似等于 1。

在 GBD 2010 的分析中，对不同的疾病，用来计算这些参数的数据来源不同，有些疾病可以收集到较为完善的数据；相反，有些疾病则只能收集到患病率或发病率，甚至更少。想要收集到的数据和实际掌握的数据间存在着差距，这些差距会在后面的理论和应用章节中介绍。

因为无法得到需要的数据，通过房室模型来获得重要的参数变得意义重大。从概念上讲，超额死亡率 h_f 是最难理解的，它可以被认为是疾病死亡率与队列研究实施干预后的死亡率差别。为了使 h_f 的计算更精确，必须避开选择偏倚，这在观察性研究中相当具有挑战性。患病人群的死亡率可能更容易精确的评估，可以通过队列研究直接计算，如上所述，患病人群的死亡率不能直接被当做模型中的流出部分，可以认为 $h_{m_{with}} = h_m + h_f$。

疾病相关参数，如发病率、患病率，在不同年龄段是有很大差异的，因此在使用模型时，要考虑年龄的影响。先天畸形类的疾病都有出生患病率，而一些重要疾病，如痴呆和阿尔兹海默症，在低年龄人群的患病率基本为 0，在高龄人群中发病率和患病率会有很大的增长。此外，由于疾病的预防、治疗和疾病关怀随着时间在不断的加强，因此，疾病的发病率、患病率以及缓解率和超额死亡率也会随着时间而变化。这些指标间的联系是复杂而又不能被忽略的，如今年 50 岁的人群将会是明年的 51 岁人群。

在应用章节，将看到偏微分方程的计算呈现出这样的结果：随着年龄和时间的变化，房室的大小也会发生变化，从而为过程模型提供了一个将所有流行病学数据汇集到一起的十分丰富的理论框架。在此框架中，发病率、缓解率、未患病人群死亡率和超额死亡率都会随着时间和年龄变化而变化，0 岁易感人群数量和患病人群数量也会随着时间变化而变化。

7.3 地方性平衡点

完整模型通常比用现有数据构建的模型更为复杂，为了简化建模过程，降低参数的计算难度，在研究中，假定疾病参数不随时间变化（用数理流行病学术语来说就是存在地方性平衡点，用时间序列分析用语来描述就是存在平稳值），更加准确来讲，即假设所有存储和流动人数的偏微分函数值随时间变化的值为 0，即：

$$\frac{\partial S}{\partial t} = \frac{\partial C}{\partial t} = \frac{\partial h_i}{\partial t} = \frac{\partial h_r}{\partial t} = \frac{\partial h_m}{\partial t} = \frac{\partial h_f}{\partial t} = 0$$

这个公式最初用来进行模型参数推断（有时称为反向问题），将其应用于正向问题研究，有助于观察在不同的发病率、缓解率和超额死亡率水平下患病率的变化趋势。下一节内容将通过一系列实例进行正向模拟，更直观地表述患病率、发病率、缓解率和死亡率之间的一致性。

7.4 正向模拟的例子

本节首先介绍一个常规疾病模型史中的典型例子，即首次 GBD 研究中用来描述 DisMod 软件的例子[27]，从 0 岁到 100 岁，发病率呈线性增长，而缓解率和超额死亡率则不随年龄的变化而变化。利用撒哈拉沙漠以南非洲地区的全死因死亡率和出生时患病率数据进行正向模拟，输出结果见图 7-4，发病率 h_i 随着年龄呈线性增长，而缓解率 h_r 和超额死亡率 h_f 保持不变，背景死亡率 h_m 年龄风险类似于 1990 年撒哈拉沙漠以南非洲地区女性的全死因死亡率。患病率在 0 岁人群为 0，随年龄呈近似线性增长。

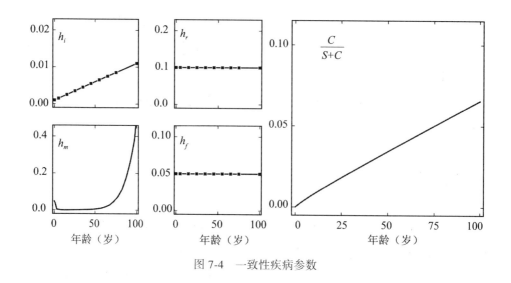

图 7-4 一致性疾病参数

当超额死亡率随着年龄变化呈线性增长时，患病率曲线明显呈现出非线性变化趋势，具体表现为：在较小的年龄组增长较快，在较大年龄组增长缓慢，见图 7-5（a）。

尽管患病率年龄模式主要由缓解率、发病率和死亡率来决定，但出生时患病率也是患病率年龄模式的重要影响因素。图 7-5（b）与图 7-5（a）所示的缓解率、发病率和死亡率一样，但出生时患病率不同，分别为 1.5% 和 0。

总之，上述一系列图形以直接或间接的方式表明：当不同年龄段的疾病风险随时间变化可以忽略不计时，流行病学指标水平和年龄模式必须满足人群健康的一般规则，内部相互关联。

通过选择特定风险水平的年龄模式，图 7-6 构建了一致性疾病模型共性特征，为各种疾病建模提供了典型例子。例如精神抑郁疾病，其最短病程为 2~3 年，超额死亡率较低，由于参数间的内部一致性原因，产生了该疾病的患病率年龄曲线，看起来与发病率年龄曲线平滑后的曲线相似，见图 7-6（a）。又如唐氏综合症等先天性疾病，只有出生时患病率，出生后不再有新发病例，没有缓解率，且有较高死亡率，由于参数间的内部一致性原因，患病率年龄模式曲线见图 7-6（b）。对于主要影响老年人群的疾病，如帕金森氏病，死亡率、缓解率、发病率和患病率的年龄曲线粗略看起来是吻合的，且呈现出年龄差异，见

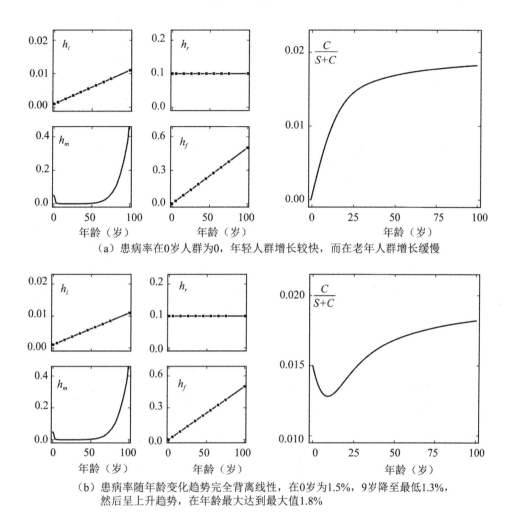

（a）患病率在0岁人群为0，年轻人群增长较快，而在老年人群增长缓慢

（b）患病率随年龄变化趋势完全背离线性，在0岁为1.5%，9岁降至最低1.3%，
然后呈上升趋势，在年龄最大达到最大值1.8%

图 7-5　一致性疾病参数：当发病率 h_i 和超额死亡率 h_f 都随年龄呈线性增长，但缓解率 h_r 保
持不变，背景死亡率 h_m 年龄风险类似于 1990 年撒哈拉沙漠以南非洲地区女性

图 7-6（c）。对于生殖健康相关的疾病，如子宫脱垂，超额死亡率为 0，发病年
龄在 15~50 岁，50 岁后缓解率会大大增加，相关参数的年龄曲线见图 7-6（d）。
"发病率脉冲响应"是最后一个例子，当仅有单一年龄组数据为非 0 是出现的这
种患病率和与发病率吻合模式，见图 7-6（e）。

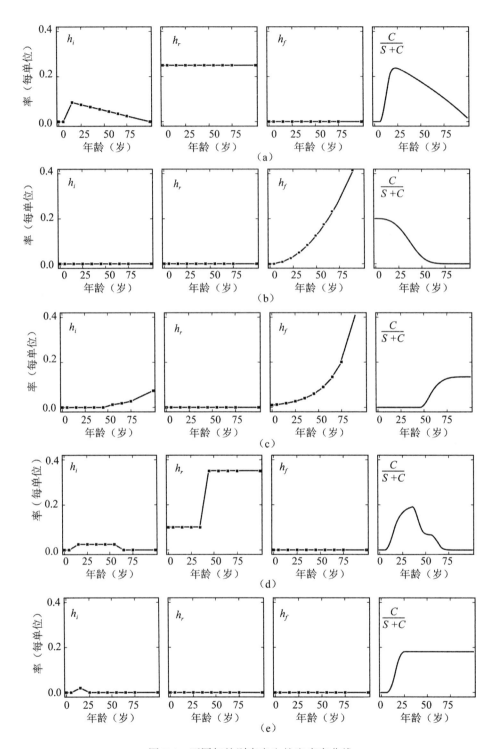

图 7-6 不同年龄别率产生的患病率曲线

7.5　总结和展望

本章介绍了人群中随疾病状态变化的房室模型，重点强调了不同流行病学指标（如患病率和发病率）之间的相互关联，并获得一致的其他指标方法。

在以后的工作中，不能只考虑流行病学疾病模型，许多疾病数据分析的经验表明，现在的疾病负担研究对模型有更高要求。以后研究要关注率变化较快的疾病，在这些例子中，想办法在不假定地方性平衡点情况下来解决反向问题，此外，还需要解决计算上的挑战性。

GBD 2010 研究优先估计了患病率，但在其他情况下，可能需要先估计其他疾病指标。例如在规划疾病干预方法时年龄别发病率则是非常重要的指标，而在评价疾病疗效时年龄别缓解率则是非常重要的指标。当人群全死因死亡率的数据足够完整，不需要特别考虑某种疾病或危险因素的情况下，本章所介绍的一些方法也可应用于更多的人口学研究。

（Abraham D. Flaxman 编写，崔芳芳 译）

第 8 章　数 字 算 法

计算简易程度（computational tractability）对模型发展有重要影响，这是毋庸置疑的。拟合模型常常在算法限制和可用计算性能之间折中，一直如此，但现代算法和现代计算已经极大改善了这种状况。

本章将探索采用计算机拟合模型的方法。"算法"（algorithm）一词来源于中世纪数学家 al-Khwarizmi 的名字，他为使用阿拉伯数字运算开发了一套精确指令，算法如今的意义受启于此。一个算法、一组指令是如此精确，以至于可翻译成计算机执行的代码。与 al-Khwarizmi 原意相同，本章的算法是数字的，某种意义上关心的是操作数字。正因为试图采用数字计算机操作数字，面临不可预期的挑战，因此得其命名，计算机二进制结构无法呈现来自微积分实数的无限精度，为解决这一问题，整个学科专家团队成长起来。然而，先人的探索可追溯更早。

在数字计算机出现之前，计算方便意味着建立模型必须简单，计算方法必须简炼。例如，在 18 世纪预测建模的重要挑战就是导航[82]，预测星星的路径，绘制出相应船舶航行路线。在 18 世纪之初，由 Legendre 首次发表的最小二乘法很好解决了这一问题[83]。使用此方法，数学-天文学家可以在不同时间点绘制出天体相应位置，假定一个参数模型（如天体呈直线移动），然后采用最小二乘法确定拟合数据的模型参数。为什么使残差平方和最小？为什么不是使真实值与预测值间的不同距离最小？为什么不是使距离之和以及模型参数数量最小？最小二乘法最具有吸引力的理论特性是，如果残差呈正态分布，获得的参数等价于最大似然估计。但更重要的是，平方和最小适用于 18 世纪的计算资源情况，即用纸和笔即可解决这类计算问题。

随着数字计算的发展，更高强度计算变得可行。在 20 世纪 40 年代，当拓扑学家 Stanislaw Ulam 挑战自己来计算纸牌变种获胜概率时，引发了一类方法的发展。解析结果难以捉摸，但密集型近似计算法可得到细微近似解，至少理论上如此。Ulam 意识到，重复纸牌游戏多次，并计算游戏成功次数，比纯组合计算估计更实际。这种方法已经发展为蒙特卡洛法，是依靠重复随机抽样来近似计算原本棘手、甚至不可能准确计算的一类方法[84]。

蒙特卡洛（Monte Carlo）算法的继承者使一体化系统建模中贝叶斯方法的使用成为可能。前面章节给出的过程模型和数据模型提供了贝叶斯先验分布和似然函数，由此获得的后验分布是贝叶斯公式的简单应用。对大多数感兴趣模型而言，精确计算这一分布是棘手的，然而，正是从后验分布（或与其十分近似分布）抽样的算法得到了模型的参数估计值。

贝叶斯方法与最小二乘法是同时发展起来的，但在马尔科夫链蒙特卡洛（Markov Chain Monte Carlo，MCMC）算法和现代计算机发展之前其应用受到限制，由于有限的先验分布和似然函数使得分析十分棘手。但随着计算能力增强，后验分布可通过蒙特卡洛抽样，而非通过分析计算获得[37]。运用蒙特卡洛整合后验参数（如均数和方差）可得后验分布。当解决更为复杂问题的计算资源唾手可得时，这一方法便获得了广泛应用与推广[36]。

必须注意：人群疾病的一体化系统建模不承认后验分布的封闭式表达，取而代之，依赖于 MCMC 从模型参数后验分布中抽取样本。大多数统计计算已经把许多精力投入到获取特定贝叶斯模型的 Gibbs 样本[85,86]，理论计算机学家致力于开发如从凸集采样的"球游走"（Ball Walk）等通用算法[87,88]。在实践工作中，无需自定义 Gibbs 分布的繁冗推导，Metropolis-Hastings 逐步法[89,90,91]和 Adaptive Metropolis（AM）变体算法[92]提供了可接受的性能。MCMC 算法得益于选择恰当的初始值，当在一个大的参数空间使用 MCMC 和 AM 逐步法时尤其如此。Powell 法优化了包含许多变量的一个函数，无需求导，可获得 MCMC 模型参数初始值[93]。由该初始值的正态近似值来得到 AM 逐步法中方差-协方差矩阵初始值。此外，经验贝叶斯法将全局模型分解为可平行拟合的子模型。本章其余部分将详细介绍数字算法的各个方面。

8.1 马尔科夫链蒙特卡洛

马尔科夫链蒙特卡洛（Markov Chain Monte Carlo，MCMC）是一类精心设计的用马尔科夫链获得近似解的蒙特卡洛方法。马尔科夫链是一个随机过程，或一个随机变量序列，序列中某一点随机变量的概率分布仅取决于序列中紧接的前一随机变量。如果马尔科夫链满足一定的条件，那么当序列延伸下去，它一定倾向于一个独特的稳态分布。使用 MCMC 算法进行一体化系统建模的关键是构建具有以下三个属性的马尔科夫链：

（1）该链的稳态分布等于模型的后验分布，

（2）链的每一步可被高效计算；

（3）在合理的步数内，该链收敛至其稳态分布。

用一个简单例子可清楚阐述。假设某人想从 n 维单位球，即点集 $\{x \in \mathbf{R}^n: \|x\| \leq 1\}$ 中均匀抽样，MCMC 方法从球中任一点，如原点 $X_0 = (0, \cdots, 0)$ 开始，然后随机产生依次的点 X_1，X_2，$\cdots$，以便这些点具有马尔科夫性质，也就是说，X_{i+1} 的概率密度仅取决于 X_i 的值。得到 X_{i+1} 概率密度的设计蕴含着伟大艺术，随机扫描 Gibbs 步就是这样一个简单例子：从 $\{e_1$，e_2，$\cdots$，$e_n\}$ 中均匀选择一条轴线 e_i，然后从平行于穿过 X_i 的 e_i 轴线的球交集区间中均匀选取 X_{i+1}。

确切地讲，由

$$\mathbf{p}(X_{i+1} = x \mid X_i) = \begin{cases} \dfrac{1}{n} \cdot \dfrac{1}{2\sqrt{1 - \sum\limits_{j \neq d} x_j^2}}, & \|x\| \leq 1 \text{ 且 } x_j = X_{i,j} \\ 0, & \text{其他} \end{cases}$$

得到马尔科夫链转移概率密度。当 $n=2$ 时，有可能类似图 8-1，将实例可视化于二维空间。虽然每一样本取决于前一样本，这种依赖迅速衰减，如自相关函数 $X_1(t)$ 和 $X_2(t)$ 对应的图 8-1（d）、（e）所示。

要使该链的均匀分布为稳态，需要一步简单计算：在链中简单一步之后，点 $x \in \mathbf{R}^n$ 的概率密度是什么？如果对于所有 x，有 $\mathbf{p}(X_i = x) = 1/Z$，并且 $l_d = \sqrt{1 - \sum\limits_{j \neq d} x_j^2}$，则

$$\begin{aligned} \mathrm{p}(X_{i+1} = x) &= \iint \cdots \int \mathbf{p}(X_{i+1} = x \mid X_i = x')\, \mathbf{p}(X_i = x')\, \mathrm{d}x_1' \mathrm{d}x_2' \cdots \mathrm{d}x_n' \\ &= \sum_{d=1}^{n} \int \mathbf{p}(X_{i+1} = x \mid X_i = (x_1, \cdots, x_d', \cdots, x_n)) \times \\ &\quad\quad \mathbf{p}(X_i = (x_1, \cdots, x_d', \cdots, x_n))\, \mathrm{d}x_d' \\ &= \sum_{d=1}^{n} \int_{-l_j}^{l_j} \frac{1}{n} \frac{1}{2l_d} \frac{1}{Z} \mathrm{d}x_d' \\ &= \frac{1}{Z} \end{aligned}$$

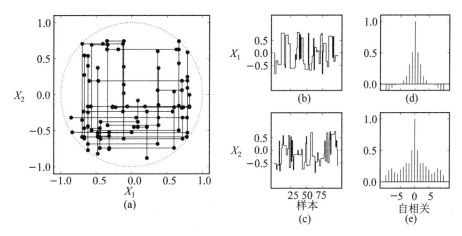

图 8-1　在 MCMC 算法下使用 Gibbs 逐步法从一个二维球中抽取 100 份样本的结果

执行链中每一步仅需一种方式从区间 [0，1] 中均匀选取数字，这并不简单，但它是随机计算所依赖的基本原函数，并且通常在默认情况下，现代计算机语言中存有简单易用的执行方法；Mersenne Twister 伪随机数生成器，一个经过良好测试的标准[94]。要从 X_i 得到 X_{i+1}，做到以下便足够：

（1）随机均匀选取维度 $d_i \in [n]$；

（2）随机均匀选取符号 $s_i \in \{-1，1\}$；

（3）随机均匀选取分数 $f_i \in [0，1]$；

（4）除了 d_i，为所有坐标设定 X_{i+1} 等于 X_i，并使 $X_{i+1}(d_i) = s_i f_i \sqrt{1 - \sum_{j \neq d_i} X_i(j)^2}$。

证明像本例这种马尔科夫链迅速收敛于其稳态分布，是概率论的当前研究主题。

8.2　Metropolis-Hastings 逐步法

如上所述，使用 MCMC 进行参数估计的方法不依赖于派生的 Gibbs 逐步法，这通常比前面章节中的简单例子更为复杂，很大程度上可依赖于 Metropolis-Hastings（MH）逐步法及其自适应变体[89-91]。

在贝叶斯统计背景下，MH 算法是不易直接从后验分布抽样情况下从后验分布抽样的一种技术。该算法分两步产生其随机步的下一位置：第一，依赖于当前值，从推荐的概率分布中选取一个概率，由此提出建议。第二，接受或拒绝精心设计的、旨在获到所需稳态分布的概率建议。

在前面章节的例子中，从单位球均匀抽样，推荐分布可以为集中于当前值的正态分布，例如，

$$P_i \sim \text{Normal}(X_i, \ C^2)$$

MH 拒绝规则基于数量 $p_i = \min\left(1, \ \dfrac{\mathbf{p}(P_i)\mathbf{p}'(P_i \mid X_i)}{\mathbf{p}(X_i)\mathbf{p}'(X_i \mid P_i)}\right)$，其中 $\mathbf{p}(\cdot)$ 为 x 值的后验概率密度，$\mathbf{p}'(P, X)$ 为当该链值为 x 时所建议 p 的概率密度。拒绝规则为

$$X_{i+1} = \begin{cases} P_i, & \text{概率为 } p_i \\ X_i, & \text{概率为 } 1 - p_i \end{cases}$$

当从上述对称的推荐分布的单位球中抽样，拒绝规则可简化为

$$X_{i+1} = \begin{cases} P_i, & \|P_i\| \leqslant 1 \\ X_i, & \text{其他} \end{cases}$$

比前面章节中的例子再复杂一点，以此展示 MCMC、MH 逐步法的效用和挑战。现在不从单位球中抽样，而是从 n 维椭球 $\{x \in \mathbf{R}^n : x^\mathrm{T}\Lambda x \leqslant 1\}$ 中均匀抽样。在这一情况下，Gibbs 逐步法需要在每一步求解方程组，在沿所选维度确定椭球的界限。MH 逐步法仅要求测试建议的点是否在椭球当中。此外，Gibbs 逐步法总是移动到抽样空间中一个新的点，而 MH 逐步法有时拒绝建议并在同一点停留多步。不论发生何种情况，如果椭球长且薄的话，将减慢链的生成。Gibbs 逐步法大多数时间将不会移动很远，MH 逐步法则往往根本不会移动。

当 $n = 2$ 时，可以在二维平面上可视化这一例子，图 8-2 显示了宽为高 3 的倍椭圆的结果。每一样本依赖于前一样本，并且因为椭圆的形状，MH 建议通常不可行，所以这种依赖没有迅速衰减，见自相关函数 $X_1(t)$ 和 $X_2(t)$ 对应的图 8-2（d）、（e）。可以调整推荐分布，使链接受更多的建议，这种调整是应用 MCMC 的重要部分。然而，简单减少获取建议的球半径将不会得到一个利用 X_1 和 X_2 之间相关性的逐步方法。这种调整是下一章节的主题。

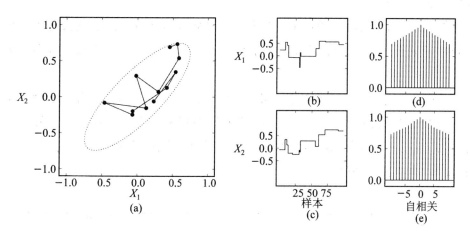

图 8-2　在 MCMC 算法下使用 MH 逐步法从一个二维椭圆中抽取 100 份样本的结果

8.3　Adaptive Metropolis 逐步法

基于建议接受率的推荐分布，通过自适应调整方差-协方差矩阵[92,95]，Adaptive Metropolis（AM）逐步法扩展了 MH 逐步法。因为，对于算法效率来说，建议接受率是如此重要，一连串研究已考虑对推荐分布选取自适应方法[96-99]。

一个流行的自适应性方法以上述 MH 逐步法（常被称为 Metropolis 逐步法）的简版开始，在每一步建议被产生。

$$P_i \sim \text{Normal}(X_i, C_i^2)$$

然后根据概率 $p_i = \min\left(1, \dfrac{\mathbf{p}(P_i)}{\mathbf{p}(X_i)}\right)$ 接受或者拒绝。这是 MH 逐步法的简化，因为转移概率的术语并没有包括在建议接受率当中。但它也稍微复杂化了 MH 逐步法，随着链的进展，推荐分布协方差矩阵 C_i 已有所改变，其目的就是为了适应于从其中抽样的分布。

在 PyMC 软件包应用中，C_i 值自适应值遵循如下情况[95]：

$$C_i = \begin{cases} C_0, & i \leqslant i_0 \\ s_n\left[\text{cov}(X_0, \cdots, X_i) + \epsilon I_n\right], & i > i_0 \end{cases}$$

式中，C_0 为协方差矩阵初始值，对 MCMC 算法收敛时间有很大影响。对于其他参数，使用 PyMC 默认值，在 n 维抽样空间里，有 $s_n = (2.4)^2/n$，$\epsilon = 10^{-5}$ 和 I_n

（n 维单位矩阵）。

对于计算加速问题，遵循 PyMC 对原始 AM 逐步法的修改，仅仅每 100 步或每 1000 步更新 C_i。此外，如果很少有建议被接受，那么，就通过常数因子减少推荐分布的方差。

当 $n = 2$ 时，该逐步法的结果可在二维平面可见，图 8-3 呈现了 20000 次迭代后，AM 步进结果可运行至允许协方差矩阵对后验分布自适应。每一样本取决于前一样本，但在一段时间探索后 AM 建议快速与椭圆轴平行，AM 法依赖性衰减比图 8-2 中 MH 法更快。

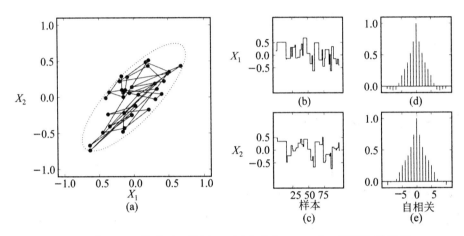

图 8-3　在 MCMC 算法下，使用 AM 逐步法在 20000 次"运行"迭代后，
从一个二维椭圆中抽取 100 份样本的结果

8.4　MCMC 算法的收敛性

MCMC 算法的主要缺陷是不收敛。很多计算机科学理论研究者致力于识别那些被证明 MCMC 快速收敛的分布种类和逐步法种类[87,100-102]。不幸的是，最近针对这项工作有强烈证据表明，一般不可能自动检测 MCMC 的收敛情况[103]。该工作已有进展，在很大程度上独立于贝叶斯计算文献所报道的工作，其中由 MCMC 抽样得到的后验估计频繁用于重要的情形[104,105,37]。在应用统计文献中，MCMC 十分方便，得到了广泛应用。不收敛既然是如此重要的缺陷，多年来大量启发式收敛检测方法由此发展起来，最近一项调查将其中很多收敛检测方法

进行了比较、对比[106]。

使用 MCMC 进行统计估计时必不可少的是重复性，这正是不收敛问题表现最明显的地方。MCMC 计算是随机计算，意味着同一算法处理同一数据两次将得到稍有不同的答案。只要连续计算的变异能被控制，这并不是问题。当MCMC 不收敛，无法预测两次运行间的差异时，这意味着结果将不具可重复性。要使 MCMC 计算有用，必须防范这一点。

识别不收敛特别有用的一点启发，是直观地检查抽样空间每一维度的自相关图。自相关函数定义为

$$\mathrm{acf}(\tau) = \frac{E\left[(X_i - \mu)(X_{i+\tau} - \mu)\right]}{\sigma^2}$$

其中，μ 和 σ 为后验分布的均数和标准差。独立样本的自相关图是一个 δ 函数，自相关图的衰减率为不相关给出了样本接近程度的一些指示。图 8-1，图 8-2，图 8-3（d）、（e）分别显示了可证快速混合链、明显不收敛、明确运行时间长等边际情况的自相关图。

有三种常规方法可改善 MCMC 计算的收敛。第一种方法，也是最简单的方法是更久地运行链，从而得到更多样本。从长远看来，这种算法是会成功的，唯一的问题是程序在有限分析时间内是否有足够运行时间。第二种方法是使用一个更合适的逐步法。例如，在上述椭球例子中使用 AM 而非 MH 逐步法。其他更复杂的逐步法也可被使用，发展改良的逐步法是当前活跃的研究新领域。第三种方法是为 MCMC 提供更确切初始值，这既包括起始于后验分布中一个可能的点，又包括在 AM 及其他高级逐步法情况下，恰当地初始化逐步法参数。标准化模型变量也是一个有用的简单方法。

选择合适的初始值是下一小节的主题。

8.5　MCMC 的初始值

以往研究发现，MCMC 初始值的选择可以极大影响收敛所需时间。理论上，通过选择接近目标值的初始值，"热启动"可提高性能。热启动值最好来自于密度至多为目标分布两倍的分布中任一点[107,108]。在实际情况下，许多不同方法已经被建议用来获得 MCMC 样本初始值[109-113]。最简单方法是从先验分布中选择初始值，要么是其期望值，要么是随机抽取实测值。这不如局部优化过程近似最

大化后验分布来选择初始值那么稳定。

将坐标下降法和鲍威尔法相结合来寻找后验分布局部最大值，然后用它作 MCMC 初始值[114,93]。除了可在样本空间寻找到好的初始点外，也对 AM 逐步法寻找好的协方差矩阵初始值有帮助。在最大后验处使用正态近似，在实际工作中似乎效果良好。

8.6　一个 Meta 分析例子

为了将所有点串在一起，下面采用已在序言和第 1.1 节中介绍的例子：2010 年美国成人吸烟率五项调查的 Meta 分析。第 1.1 节的固定效应 Meta 分析贝叶斯公式为

$$p_i \sim \mathrm{Normal}(\pi,\ \sigma_i^2)$$

其中，π 具有无信息先验，i 涵盖了五项全国代表性调查。在第 1.1 节中，使用贝叶斯定理分析派生 π 的后验分布，现在来考虑 MCMC 如何近似估计同一结果。假设 $\pi(0)$ 等于所测患病率的中位数，如国民健康访问调查（NHIS）值 19.3 来启动该链。由此，Metropolis 逐步法提出一个扰动点，该例为 19.26，作为下一步，并根据后验密度比率接受或拒绝。表 8-1 显示了以该方法进行的 10 步，以及它们是否被接受或拒绝。

表 8-1　以 AM 逐步法进行 2010 年美国吸烟率固定效应 Meta 分析的 10 步

i	π_i	π_i'	$\log\mathbf{p}(\pi_i')$	$\log\pi(p\mid\pi_i')$	$\log\mathbf{p}(\pi_i'\mid p)$	
0		19.30	−4.61	−1982.42	−1987.02	
1	19.30	19.26	−4.61	−1934.30	−1938.91	
2	19.26	19.35	−4.61	−2048.72	−2053.32	拒绝
3	19.26	19.64	−4.61	−2444.82	−2449.43	拒绝
4	19.26	19.53	−4.61	−2285.01	−2289.62	拒绝
5	19.26	19.41	−4.61	−2121.14	−2125.74	拒绝
6	19.26	19.50	−4.61	−2245.46	−2250.06	拒绝
7	19.26	19.45	−4.61	−2182.36	−2186.96	拒绝
8	19.26	19.01	−4.61	−1656.85	−1661.46	

续表

i	π_i	π'_i	$\log\mathbf{p}(\pi'_i)$	$\log\pi(p\mid\pi'_i)$	$\log\mathbf{p}(\pi'_i\mid p)$	
9	19.01	19.27	−4.61	−1947.51	−1952.12	拒绝
10	19.01	19.18	−4.61	−1841.50	−1846.11	拒绝

如第 8.5 节所述，以有相对较高后验概率密度的点 $\pi(0)$ 开始是有帮助的。这种情况下，链从不可能快速收敛点开始到可能快速收敛，并因为模型含有单个标量参数，后验分布中 AM 逐步法不相关。然而，推荐分布的调整是相关的。推荐分布太多，链将很少被接受；而推荐分布太少，链将频繁被接受，但不会移动太多。无论何种情况，自相关函数将会缓慢衰减。

8.7　借用区域间信息的经验贝叶斯先验

在 GBD 2010 研究中，当对所有 21 个区域进行估计时，可用数据十分稀疏，需要借用区域间信息，这是具有经验贝叶斯技术特点的二阶段方法。

该方法机理简单。首先，为全球水平可用数据拟合模型。基于这些可用数据，要么是使用来自第 3~6 章的随机效应年龄整合负二项样条回归模型来拟合不一致模型，要么是通过第 7.2 节中微分方程组求解获得不同流行病学参数的、随机效应年龄整合负二项样条回归模型的一致性模型。应用这一模型，对世界上的所有区域做出估计。

经验贝叶斯方法的第二阶段是使用区域第一阶段预测值作为先验，利用经验先验以及特定区域、性别和年份等相关数据再次拟合模型。

对该方法产生异议有一个理由充足的道理。贝叶斯方法令人吸引是其理论基础，这要求从先验到后验的过程中恰好使用数据一次。此外，作为一个实际问题，计算上避免使用经验贝叶斯方法在某些情况下不易处理，此处的两阶段方法可以解释为一个完全贝叶斯分层模型的近似。这种近似使用同一数据两次，导致低估不确定区间的宽度，并可能使估计值也偏低。深入研究这一点肯定是今后工作中一个富有成果的领域，第 11 章的具体例子将讨论该方法的内涵。

8.8　总结和展望

MCMC 算法和 AM 逐步法一起，是整个方法的推动者。如果没有运行 AM/MCMC 的免费/开放开源软件[95]，DisMod-MR 项目将不可能实现。来自后验分布优化的初始值，以及将区域估计任务分解为独立计算的经验先验方法，对于在可用计算时间找到合理答案，是至关重要的。

基于后验分布梯度自动计算的新 MCMC 逐步法，是加速拟合这些模型过程的一个方向。Hamiltonian 蒙特卡洛和不掉头抽样器是这种方法看似特别值得进一步研究的两个例子[56,57]。

然而，基于 MCMC 的计算并非唯一的运算方法。消息传递算法已自我证明在相关的计算挑战中相当成功[115,116]，变分法也很有希望[117]。非线性优化是另一个有前途的方法[118]，特别是当它与估计不确定性的 bootstrap 法结合时。当计算资源不断改善，新的算法得到发展，应进一步探索将创新融入更快、更准确估计之中的可能性。

8.9　挑战和限制

在日常应用中，拟合模型所需计算时间是最重要挑战。空间汇集备选模型、建立时间趋势模型和执行样本外交叉验证常规方法等，需要进一步进行研究。本书下面将要转到一系列疾病和危险因素估计模型的实例应用，并在第 20 章更详细讨论它的挑战、限制和未来工作领域。

（Abraham D. Flaxman 编写，熊甜 译）

第二部分

实例应用

本书该部分的一系列实例来自 GBD 2010 研究，用于本书第一部"理论方法"部分所构建模型的特征阐释。"实例应用"章节彼此独立，可方便读者自行浏览并找到感兴趣内容。下表简要介绍了每一实例应用，并说明了其对应的"理论方法"所在章节。

应用章节	实例	说　　明	对应的理论章节
9	可卡因依赖	稀疏、噪声数据的样条模型和节点选择	3.1~3.4
10	经前期综合征	稀疏、噪声数据年龄模式的专家先验	4
11	胰腺炎	必要时从国家和地区间借用信息的经验先验	4.4，8.7
12	房颤	整合异质年龄组数据的年龄标化	5
13	丙肝	捕获国家和地区之内或之间变异的空间随机效应	6.4
14	焦虑症	整合具不同诊断标准测量的交叉游走固定效应	6.1
15	肝硬化	更为准确样本外估计的预测固定效应	6.2
16	水果摄入不足	连续暴露变量的对数正态似然	2
17	终末期肾病	使用房室模型整合不同类型流行病学数据	7.2
18	膝骨关节炎	房室模型的节点选择	3.2，7.2
19	双相情感障碍	房室模型的专家先验	4，7.2
20	酒精依赖	使用死因别死亡率数据作为房室模型的下界	7.2

第9章 样条模型中的节点选择：可卡因依赖

在很多情况下，患病率随年龄改变呈现出重要的年龄模式，发病率、超额死亡风险等其他流行病学指标亦是如此。第3章介绍的样条模型为年龄依赖的呈现提供了灵活框架。在建模前，有必要弄清一些建模决定因素，接下来采用可卡因依赖年龄别患病率实例，在疾病程度和年龄模式相对可靠情况下，来说明恰当选择节点位置和平滑水平的重要性。

美国精神病学协会编著的《精神疾病诊断与统计手册》第四版文本修订本（Diagnostic and Statistical Manual of Mental Disorders, Version IV, Text Revision, DSM-Ⅳ-TR）认为，在12个月内的任何时期满足下列7项依赖标准中的3项或更多，即可定义为可卡因依赖[119,120]：

• 对可卡因耐受（通常以使用等量可卡因是否得到更差的效果，或是否需要加量来得到预期的效果进行评价）；

• 停用可卡因后出现戒断症状；

• 使用比预期更长时间或更大剂量的可卡因；

• 有控制可卡因使用的持续欲望或不成功努力；

• 花大量时间于获得、使用可卡因或从可卡因的影响中恢复；

• 由于可卡因的使用而减少了重要的社交、职业或娱乐活动；

• 尽管知道可卡因的使用可引发生理或心理问题，仍然继续使用。

虽然有许多可卡因使用情况的数据，可卡因依赖的描述流行病学可用数据却相对较少[121]。可卡因依赖的系统综述确定了28个患病率数据点，覆盖了3个GBD 2010地区。在这个例子中，我们只关注来源于美国的数据，如图9-1所示，每一水平条代表从系统综述中提取的单个数据点。左右端点表示数据点年龄区间的起点和终点，而患病率水平由水平条与x轴的距离表示。

第3章利用样条模型构建了年龄别风险模型，这种样条模型采用连续、分段的线性函数形式，与节点一起，被选作为非线性模型函数的一部分。节点将

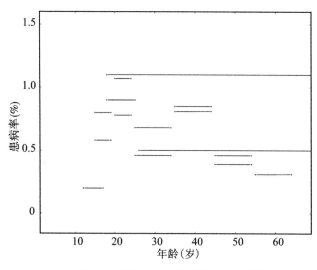

图 9-1 美国可卡因依赖的患病率数据

年龄划分为若干段,且节点的选择会影响估计结果。在数据不稀疏情况下,估计结果对节点选择不敏感。然而,当处理数据较为稀疏时,节点数目和位置非常关键,会明显影响模型结果。在理想情况下,根据目标疾病的专家知识,为节点数目和位置选择一个先验。通过改变节点数目和位置,进行敏感性分析,也是很好的做法。Meta 回归节点选择的独特之处在于,可使用异质年龄区间与节点构成交互作用项,采用这一交互作用项可得到比模型所能保证的更为准确的结果。

图 9-2 比较了 3 种节点选择对样条模型的影响。可卡因依赖 4-节点模型在 0 岁、14 岁、15 岁和 100 岁处有节点,从童年时期到 15 岁,其患病率由 0 突升至 7‰(根据水平值先验作出模型假设:患病率在童年时期为 0,而在成年早期变化迅速)。此后,样条模型在 15 岁和 100 岁之间没有节点,呈线性下降趋势,患病率随年龄的增长逐渐降低。

5-节点模型在 0 岁、14 岁、25 岁、35 岁和 100 岁处有节点。如图中细小虚线所示,该模型所得患病率估计值在 25 岁上升至最大值 14‰,而后开始下降,且在 25~35 岁比 35 岁之后下降更迅速。

8-节点模型在 0 岁、15 岁、20 岁、25 岁、30 岁、40 岁、50 岁和 100 岁处有节点。如图中黑粗虚线所示,该模型所得患病率估计值呈双峰模式,20 岁达到峰值 13‰,然后下降而后上升,最后逐渐下降。

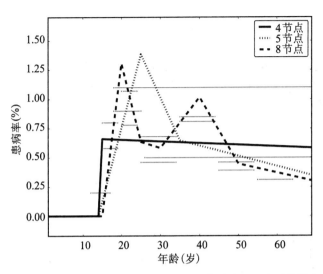

图 9-2　使用 4、5、8 个节点的样条模型估计美国可卡因依赖患病率

如果对上述模型第二个节点选择 14 岁还是 15 岁有困惑，这很好，应该如此。模型选择对估计结果有影响，不能轻率做决定。当数据不足，无法确定发病最小年龄时，一个基本方法是：纳入额外节点来捕捉这种不确定性。图 9-3（a）、（b）比较了上述在 10~20 岁间只有一个节点的 8-节点模型与在 10 岁、12 岁、14 岁、16 岁、18 岁和 20 岁都有节点，而不只在 15 岁有节点的模型。后者使 20 岁以下估计值的不确定区间更宽，自然也导致了 25 岁时估计值的不确定区间更宽。因为青少年年龄模式灵活性增加，也允许模型对 20 多岁年轻考虑更宽范围的年龄别患病率。

沿着该思路进一步探究：为什么不在相对较高的年龄段也纳入额外的节点？图 9-3（c）、（d）研究了这一影响。图（c）中，10~60 岁每间隔两年有一个节点，其影响表现为两方面：一个波动更大的点估计值和更宽的不确定区间。当数据仅涉及宽的年龄区间，可使用多种年龄模式进行匹配，这正是看待节点选择问题的另一种方式。图（d）显示了在第 8.4 节中提到的 MCMC 方法的一个缺陷，即不收敛。该模型从 0 岁到 100 岁每间隔两年有一个节点，并在 60 岁处得到了一个比其他所有模型都要低得多的患病率估计值，这可能是因为 55 岁以上年龄样条节点的后验分布具有很高的相关性，阻碍了 MCMC 的随机游走，使其不能像在其他情况下那样迅速混合。

拟合模型所需的计算时间随着节点数目的增加而增加。对于 MCMC 的

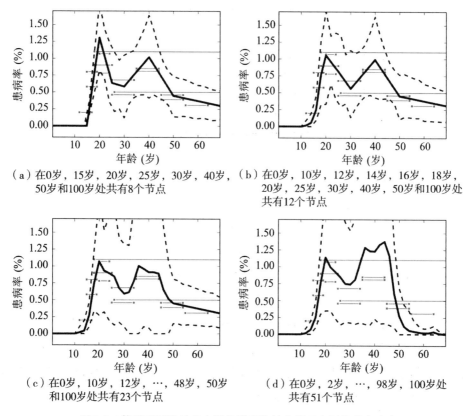

（a）在0岁，15岁，20岁，25岁，30岁，40岁，50岁和100岁处共有8个节点

（b）在0岁，10岁，12岁，14岁，16岁，18岁，20岁，25岁，30岁，40岁，50岁和100岁处共有12个节点

（c）在0岁，10岁，12岁，…，48岁，50岁和100岁处共有23个节点

（d）在0岁，2岁，…，98岁，100岁处共有51个节点

图 9-3　使用不同数目节点样条模型估计美国可卡因依赖患病率

10000 次迭代，时间范围从 4-节点模型的不到 2 分钟到 8-节点模型的多于 3.5 分钟，而具有 51 个间隔 2 年的节点模型则用了 57 分钟，似乎需要更多迭代次数才能从近似稳态分布中得到近乎独立的样本。因此，是否增加更多节点，必须从计算时间和算法收敛等方面来综合考虑。

　　在第 3.3 节的惩罚样条模型中，引入额外项来减少年龄模式较大波动。选择恰当的平滑超参数，则无需消除数据中的噪声，该模型便可以纳入更多节点。平滑参数四种取值的影响如图 9-4 所示。参数值越小，估计的年龄模式越平滑，因而节点位置影响越小。然而，过度平滑会过度压缩患病率估计，无法得到反映真实数据的估计值。

　　虽然样本内模型拟合准则，如 Akaike 信息准则（AIC）、贝叶斯信息准则（BIC）或偏差信息准则（DIC），也可提供无需增加计算量的一些思路[122]，但如果有足够时间和数据，比较一系列节点和平滑参数的样本外预测效度将会更

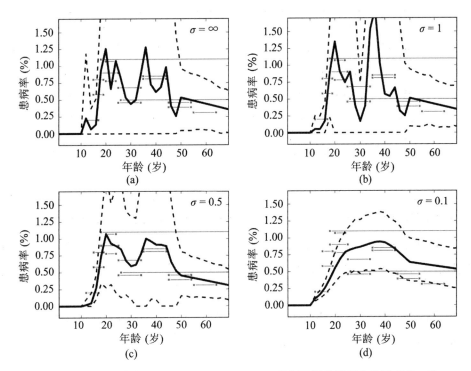

图 9-4　使用平滑参数 $\sigma = \infty$，1，0.5，0.1 的惩罚样条模型来估计节点 0 岁，
10 岁，12 岁，…，48 岁，50 岁和 100 岁处的患病率

好。表 9-1 比较了一系列节点和平滑参数的这些模型拟合准则结果。

表 9-1　　一系列节点和平滑参数的 Akaike 信息准则（AIC）、贝叶斯信息
准则（BIC）和偏差信息准则（DIC）拟合优度指标比较

节　　点	σ	AIC	BIC	DIC
0，15，20，25，30，40，50，100	∞	158	171	132
0，15，20，25，30，40，50，100	1.0	158	171	133
0，15，20，25，30，40，50，100	0.5	159	172	141
0，10，12，14，16，18，20，25，30，40，50，100	∞	165	182	133
0，10，12，14，16，18，20，25，30，40，50，100	1.0	165	182	102
0，10，12，14，16，18，20，25，30，40，50，100	0.5	166	183	141
0，10，12，14，16，18，20，25，30，40，50，100	0.1	182	199	152

续表

节　　点	σ	AIC	BIC	DIC
0，10，12，…，48，50，100	∞	186	212	−1041
0，10，12，…，48，50，100	1.0	187	214	−103
0，10，12，…，48，50，100	0.5	188	215	139
0，15，20，25，30，40，50，100	0.1	199	212	182
0，10，12，…，48，50，100	0.1	206	232	152

根据 AIC 和 BIC，无平滑惩罚项的 8-节点模型提供了数据最佳拟合。而 DIC 给出了不同的评价结果，尽管其中两个模型结果出现大的负数可能是由于不收敛而不是拟合质量差所致。平滑惩罚项为 0.5（我们认为是"轻微"平滑）的 8-节点模型与 AIC 和 BIC 的拟合质量非常相似，并得到如图 9-3（a）所示估计值。

本章探讨了节点位置和平滑惩罚选择是如何影响模型估计的情况，下一章将讨论年龄模式不够清晰情况的相关例子。

（Yong Yi Lee，Theo Vos，Abraham D. Flaxman，Jed Blore，Louisa Degenhardt 编写，熊甜 译）

第10章　不清晰的年龄模式及需要的专家先验：经前期综合症

在 GBD 2010 流行病学数据中，常常会出现年龄模式不清晰情况，有时候是因为年龄不是一个重要预测变量，但更主要还是因为数据稀疏且存在噪声。年龄模式不清晰，使得建模时必须使用专家先验。然而，案例对先验假设很敏感，从下面介绍的西欧经前期综合症（premenstrual syndrome，PMS）案例中会明显感受到这一点。

PMS 是从排卵期至月经开始的这段时间内影响育龄妇女的一种常见周期性疾病。超过 200 种行为的、心理的和身体的症状与 PMS 有关，最常见的是烦躁、紧张、抑郁、胃胀气、体重增加、食欲增加等。PMS 确切的病因仍然未知，也没有明确的有效治疗手段[123-125]。

一项 PMS 描述流行病学系统综述提供了 74 个患病率数据点，其中 18 个数据点来自西欧[6]。如图 10-1 所示，每一条水平线表示系统综述提取的一个数据点。水平线的端点为年龄区间的起、止点，线条与 x 轴间的距离表示患病率水平。从接近水平线中点穿过的垂线表示每个观测数据报告的标准误。图中是噪声数据，存在年龄组重叠和异质，年龄模式看起来自相矛盾。

系统综述数据点在缺乏清晰年龄模式情况下，节点位置、年龄模式水平、年龄模式趋势方向等建模决定对疾病患病率的估计影响很大，正如第 3 章所述，这些决定会造成一些意想不到的后果。对节点位置、实测年龄区间外的患病率水平值以及年龄模式趋势方向进行灵敏性分析来阐述这种影响十分重要，灵敏性分析可以使建模者了解所给定假设的应答范围，并为在今后研究得到更精确的估计提供长期指导。

由图 10-1 可见，系统综述中没有收集到女性年龄低于 15 岁或高于 50 岁的患病率数据，因为 PMS 是一种与女性生殖周期相关疾病，所以没有出现生理年龄范围之外数据。但该信息不是样条模型的一部分，除非建模者明确纳入。如

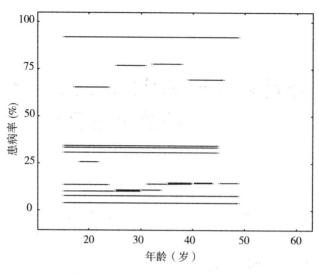

图 10-1　西欧女性 PMS 患病率数据

果没有纳入先验告知模型无需对 15 岁以下及 50 岁以上年龄组进行估计，那么样条模型会根据数据点患病率水平进行外推（见图 10-2）。样条模型建模可明确在适当年龄开始或者终止，以避免为 GBD 2010 分析所有年龄目的而进行的彻底外推；如果样条模型在 14 岁、15 岁、50 岁和 51 岁处都有节点，那么规定 15 岁之前和 50 岁之后患病率为 0，以及在该年龄范围内进行截断分析，15 岁及 50 岁患病率水平都是同等强先验。图 10-2 中的灵敏性分析凸显了建模假设的作用；年龄低于 15 岁和高于 50 岁的患病率在生理上是不真实的，需要专家知识告知模型无需在该年龄范围之外进行测量。

　　如第 3.1 节以及前面章节所详细探讨的，采用样条模型对年龄别风险率建模，通过节点将年龄范围分割成多个区间。当数据充足且年龄模式清晰时，模型对节点的选择不敏感；但对于年龄模式不清晰的数据，节点的数量和位置会显著影响模型结果。为了对此进行探讨，通过多个节点选择对 PMS 数据集进行模型拟合的情况见图 10-3，各模型共有的节点为 {0, 15, 50, 100}，改变 15～50 岁年龄区间节点数量和位置，以展示年龄模式不清晰的数据对节点选择的敏感性。如第 9 章所讨论的，通过专家先验选择节点的数量和位置允许建模者按一定原则决定模型的关键特征。

　　年龄模式另一个常用的先验是：流行病学参数在一个特定年龄范围内递增

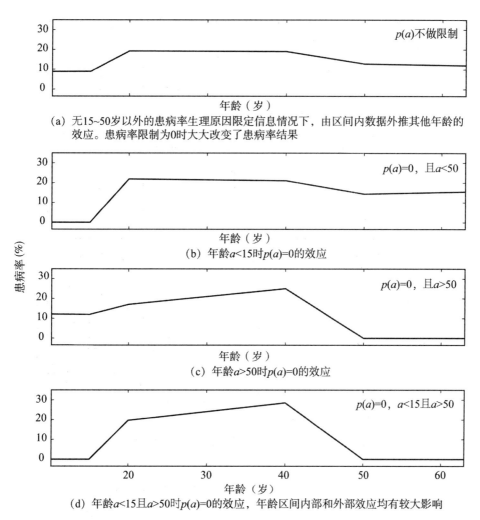

(a) 无15~50岁以外的患病率生理原因限定信息情况下，由区间内数据外推其他年龄的效应。患病率限制为0时大大改变了患病率结果

(b) 年龄 $a<15$ 时 $p(a)=0$ 的效应

(c) 年龄 $a>50$ 时 $p(a)=0$ 的效应

(d) 年龄 $a<15$ 且 $a>50$ 时 $p(a)=0$ 的效应，年龄区间内部和外部效应均有较大影响

图 10-2　年轻和年老患病率不同先验情况下 PMS 年龄别患病率的 4 种估计（此处显示系统综述的西欧数据稀少且带噪声）

或递减。如图 10-4 所示，在 25~40 岁之间，单调性先验对西欧女性 PMS 患病率的估计产生较大影响。

节点选择、水平先验以及单调性先验在建模过程和敏感性分析中扮演着重要角色。然而，当数据量不足以获悉其年龄模式时，作为补偿，模型估计会得到一个较大不确定区间（见图 10-5）。估计来自节点为 {0，15，20，30，40，50，100} 的模型，该模型没有单调性先验，但有将 15~50 年龄范围之外的患病率限制为 0 水平。

该案例提示了一个未来研究方向。模型没有足够数据给出年龄模式，是因

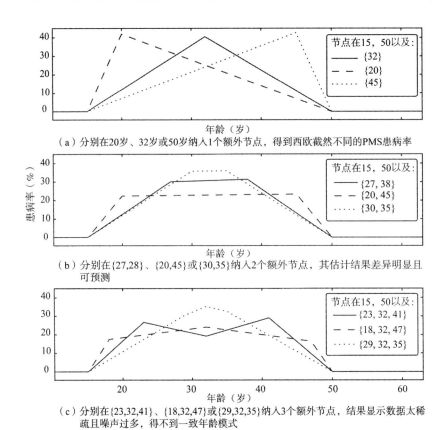

（a）分别在20岁、32岁或50岁纳入1个额外节点，得到西欧截然不同的PMS患病率

（b）分别在{27,28}、{20,45}或{30,35}纳入2个额外节点，其估计结果差异明显且可预测

（c）分别在{23,32,41}、{18,32,47}或{29,32,35}纳入3个额外节点，结果显示数据太稀疏且噪声过多，得不到一致年龄模式

图 10-3　不同节点样条模型估计 PMS 年龄别患病率

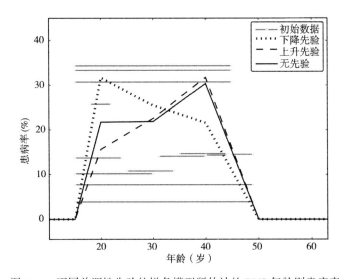

图 10-4　不同单调性先验的样条模型所估计的 PMS 年龄别患病率

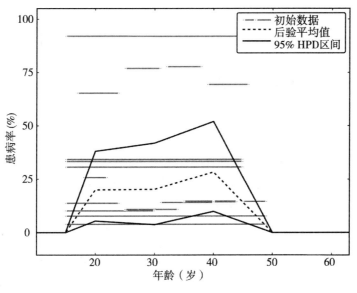

图 10-5　西欧女性 PMS 的患病率估计

为 PMS 的描述流行病学特征很不明确：一些研究认为几乎所有女性都经历过
PMS，而另一些研究则认为并非所有女性都曾患过 PMS。这种情况下，尽可能做
出最明智决策（如限定模型的生理年龄范围在 15~50 岁），并且接受较大不确定
区间，这反映了一个事实：我们并不知道其真相。

（Abraham D. Flaxman 编写，张千深 译）

第11章 经验先验：胰腺炎

GBD 2010 系统综述中只有少数地区疾病年龄模式详细数据可以获得，而绝大部分地区的年龄特征相关数据则非常有限。采用经验贝叶斯先验进行分层建模，与具有年龄别数据地区进行地区数据合并与信息借用，来估计数据稀少甚至没有数据地区的年龄模式。这种经验先验方法便捷，建模时，显然更愿意使用单一分层模型，而不是两阶段方法。本章通过西欧胰腺炎年龄别发病率估计，来比较单一分层模型和两阶段经验先验在不同国家间变异相当显著地域间进行数据部分合并的结果情况。

胰腺炎（pancreatitis）是一种胰腺炎症，常由饮酒和胆结石所引起。绝大多数病例无需治疗，炎症便会自行消退，但一些急性病例会发展成胰腺坏死和全身器官衰竭。这些并发症需要立即治疗，且死亡风险相当高[126-128]。

系统综述得到 3950 个胰腺炎发病率数据点。其中，来自西欧的 1053 个数据点将作为本章的实例数据。由图 11-1 可见，西欧数据噪声很多，且合并估计值掩盖了异质的年龄模式，尤其是在 25~60 岁年龄段。

如图 11-2 所示的进一步探索显示，年龄模式的异质映射出国家间的变异。图 11-1 的合并估计没有捕获这些年龄变异，但通过经验先验和部分合并作出的国家别后验估计（见第 8.7 节）可得到代表这些年龄别变异的估计值。图 11-2 为提高估计值准确性，以图 11-1 中合并数据发病率估计值作为经验先验来估计不同性别发病率。

对数据量充足且一致性较强的国家，经验先验对疾病率估计作用不明显，后验几乎完全可以从原始数据中获得。但在缺乏可用数据情况下，因为有数据国家间呈现出较大差异，后验估计服从不确定区间较大的经验先验（这一较大不确定性区间也是德国的经验先验与后验估计平均值没有精确吻合的原因）。

正如第 8.7 节所提到的，贝叶斯数据分析方法更倾向于回避使用两阶段方法、通过数据部分合并来进行国家间信息借用。一般会更倾向于使用分层模型

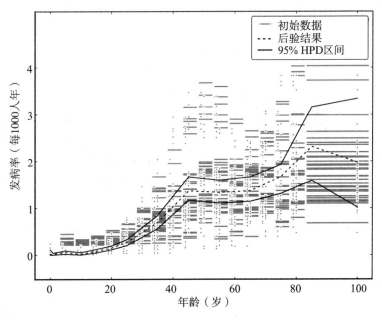

图 11-1 2005 年西欧男女合并估计的胰腺炎发病率数据

来同时拟合所有国家的年龄别风险函数，而不是使用经验贝叶斯方法。

这样做的一种方法是使用第 4.4 节介绍的分层相似性先验，根据该章节介绍的符号，此模型可表达为

$$h_i(a) \sim \text{Normal}(e^\alpha \mu(a), \sigma^2), \quad \text{其中 } a \in A, i \in C$$

$$\alpha_i \sim \text{Normal}(0, \sigma_\alpha^2)$$

$$\mu(a) \sim h_{region}(a)$$

$$\sigma_\alpha \sim \text{TruncatedNormal}_{[0.01, 10]}(0.1, 2)$$

$$\sigma_\alpha \sim \text{TruncatedNormal}_{[0.5, 10]}(1, 1^2)$$

该方法不对同一数据使用第二次，因此得到的不确定区间比经验贝叶斯区间更大，但后者运行需要更长时间，且收敛所需迭代次数更多。200000 次迭代（CPU 运行 7.5 小时）之后，即使已经运行了 1000 步 MCMC，从后验分布中抽取的数值仍高度相关。随着纳入研究的国家和区域数量逐渐增加，MCMC 算法收敛所需时间会呈超线性增长，在目前可用数据、计算机和算法等条件下，将其用于一般情况几乎不可能。这里描述的分层模型也有一些特别要素，如计算

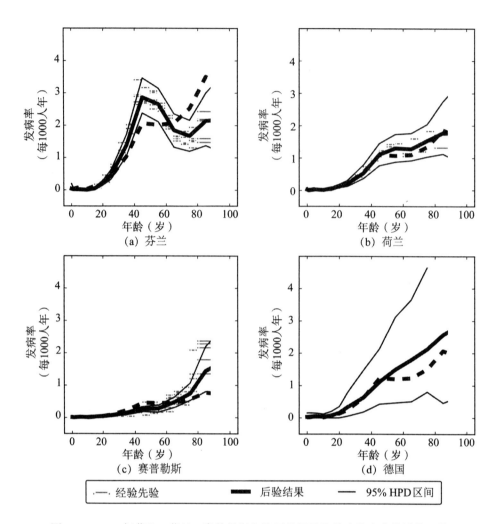

图 11-2 2005 年芬兰、荷兰、赛普勒斯和德国的男性胰腺炎发病率估计值比较

上的优势，使得该方法在常规情况可行，但仍需进一步探索构建分层相似性先验的可行方法。

尽管 MCMC 在收敛和计算时间上困难重重，但仍可以用来进行分层模型和经验贝叶斯模型间估计结果的比较。例如，在荷兰胰腺炎（可用数据可告知估计结果的好坏）年龄标化发病率的后验分布结果中，分层模型比经验贝叶斯模型高出 22%。

总之，经验先验通过部分合并数据，为国家和区域之间实现借用信息提供了一种实际方法。当数据量充足时，此方法的效果不明显；当没有可用数据时，此方法可以根据各地区的平均值进行估计；当可以获得部分数据时，此方法在经验贝叶斯方法的平衡作用下，可以得到更加可信的估计值。

（David Chou，Hannah M. Peterson，Abraham D. Flaxman，Christopher J. L. Murray，Mohsen Naghavi 编写，张干深 译）

第12章　重叠与异质的年龄组：房颤

与 GBD 2010 所分析的许多疾病相似，房颤（atrial fibrillation，AF）目前还没有一套可用于报告的标准年龄分组。对系统综述收集的 Meta 分析数据，必须采用某种方法处理这些异质的年龄组。AF 就是这样一个典型例子，年龄标化模型得到的结果可以与其他方法得到的结果进行比较，本章将对年龄标化模型和中值模型估计的 AF 患病率和发病率进行比较。

AF 是最常见的一种心律失常，由心房的心律紊乱和不规律从而导致的身体血流不畅，其病程变化很大，阵发性 AF 十分短暂，发作仅持续数分钟或数小时；持续性 AF 和永久性 AF 则是慢性的，持续数天，伴随或不伴随自行终止。其症状包括心悸、乏力、头晕、呼吸短促、胸闷等，也有一些病例没有出现症状。AF 在任何年龄段都有可能发生，年龄越大，发病风险越大，但在儿童中不常见。其他心脏病具有诱发 AF 的风险，冠心病、高血压心脏病、心脏瓣膜病、心力衰竭、心肌病、肥胖以及代谢紊乱如糖尿病和甲亢等疾病都与 AF 有关[129-132]。

GBD 2010 研究对 AF 患者的定义是：经内科医生证实至少有一次发作的患者。从 AF 相关的系统综述中收集到 2942 个数据点，其中 247 个来自西欧各国。本章只考虑西欧地区的数据，共使用 20 个发病率数据点和 147 个患病率数据点。如图 12-1 所示，这是系统综述中收集到的一个重叠和异质年龄组的典型例子，AF 的发病率和患病率数据具有重叠和异质年龄组。如第 5 章所述，无法获取重塑同质年龄组所需的详细数据，整合所有数据必须依赖于年龄组建模。

正如第 5.2 节所述，异质年龄组建模最简单方法是将各年龄组的率对应到相应年龄组中值，而另一种处理异质年龄组方法是采用年龄标化模型（见 5.5 节）。年龄标化模型是根据人口结构分配年龄权重到各年龄别率，把一个公认年龄模式应用到所有研究之中，则所有国家相同年份的年龄权重是相同的，有关讨论详见第 5.5 节。

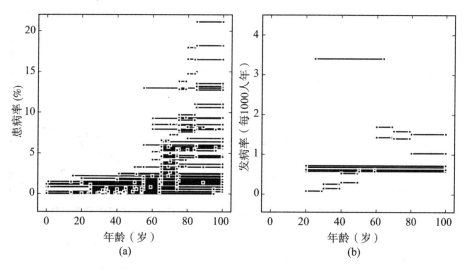

图 12-1 西欧男性房颤（AF）患病率和发病率数据

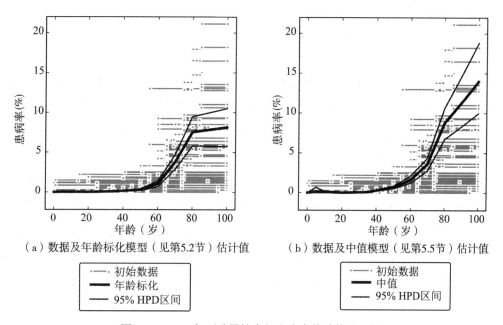

图 12-2 1990 年西欧男性房颤患病率估计值的比较

由图 12-2 可见，不同模型得到的患病率估计值有一定差异。80 岁之前两种方法得到的患病率差异非常小，但在 80 岁之后，由于数据更稀疏且噪声更多，患病率差异十分明显。

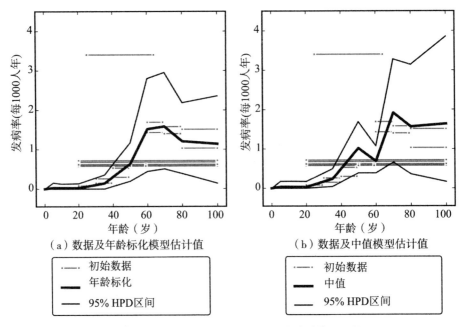

图 12-3　1990 年西欧男性房颤发病率估计值的比较

如果没有提供更多信息，很难说哪个模型更好。进一步对发病率进行探究，也不会有更多收获。由图 12-3 可见，与患病率估计相似，两种方法的发病率估计在年龄较小区间很相似，但在年龄较大区间差异显著，年龄标化模型估计的年龄模式比中值模型更平滑。

将所有可获得数据（包括有限可得的超额死亡率、条件死亡率和病因别死亡率）用于房室模型，通过所有参数同时建模，是一种结合患病率和发病率数据，得到内部一致估计的方法。该模型得到的患病率估计优于那些单纯的样条模型，因为房室模型结合了一些其他数据信息。有关房室模型的讨论详见第 7.2 节。图 12-4 展示了年龄标化房室模型所得患病率、发病率估计值与实际值。

图 12-4 中房室模型的发病率估计值与样条模型估计值差异很大。与样条模型不同，房室模型对发病率的估计不是通过全部数据完成的，这是因为房室模型要求数据内部一致，即对于每个患者必然存在对应的一个发病事件。该房室模型表明，这些患病率水平不能通过数据显示的发病率水平得到。

图 12-5 所示为年龄标化房室模型和中值房室模型对患病率和发病率估计

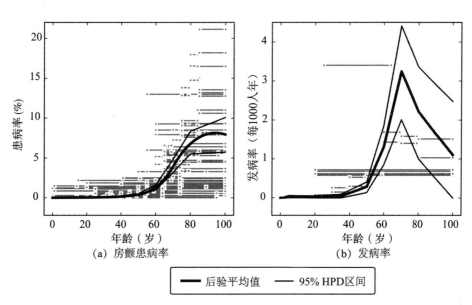

图 12-4　年龄标化房室模型获得的 1990 年西欧男性房颤患病率与发病率估计值

的结果。如同与样条模型的比较结果，所得估计值仅在最大年龄组处有明显差异。

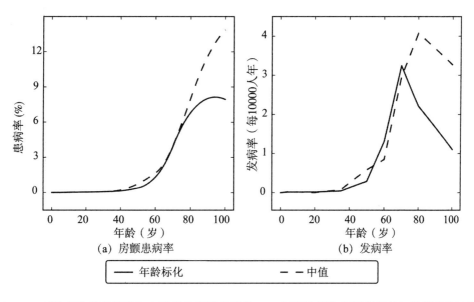

图 12-5　年龄标化房室模型和中值房室模型获得的 1990 年西欧男性房颤患病率与发病率估计值

年龄组模型的选择对疾病率的估计有一定影响，中值模型和年龄标化模型估计所得的疾病年龄模式、趋势和水平有所不同。年龄标化模型是本书介绍的一种独特方法，与简便的中值模型相比，它可以更恰当地运用系统综述数据。

（Mohammad H. Forouzanfar，Abraham D. Flaxman，Hannah M. Peterson，Mohsen Naghavi，Sumeet Chugh 编写，张千深 译）

第13章 地域变异的处理：丙肝

正确反映疾病流行的真实地域变异，是全球疾病模型进行描述性流行病学估计时的一大挑战。有些疾病各地区之间的水平和年龄模式相对一致，有一些疾病则大不相同，后者最极端的例子是某些地区的局域病。某些疾病在全球范围覆盖广，但各地区呈现不同水平，这类疾病的模型最复杂，例如本章将要介绍的丙型肝炎病毒（hepatitis C virus，HCV）感染研究就是这样的例子。在缺乏建立固定效应模型协变量情况下，使用分层随机效应模型来构建该地区变异模型。

丙型肝炎由 HCV 感染引起，HCV 是一种黄病毒科 RNA 病毒，靶器官为肝脏。小部分急性病例可以自行消除病毒，但大多数急性病例会出现黄疸等症状。慢性感染呈间歇性发作，症状轻且无特异性，最常见症状是疲劳。晚期常见症状包括恶心、黑尿和黄疸。由于 HCV 感染常无症状，往往依靠丙型肝炎抗体（抗-HCV）实验室检测诊断，抗体检测阳性表明过去或当前感染；或者检测丙型肝炎病毒核酸（HCV RNA），核酸检测阳性表明当前感染。暂无疫苗可以预防 HCV 感染，但已有可清除病毒并预防发生晚期肝病的新治疗方法的报道[133-135]。

与北非和中东地区的其他国家相比，埃及一般人群的 HCV 感染率较高。血吸虫病是一种影响尿路、肠道及肝脏的常见寄生虫感染，埃及卫生部在 1950—1980 年间展开了以广泛注射为基础的治疗，尝试治疗地方性血吸虫病。虽然此举改善了血吸虫病引起的死亡率，但针头反复使用和针头欠缺良好消毒，无意间造成了 HCV 大面积感染[136-138]。北非和中东地区 HCV 感染的地区变异为分层随机效应建模提供了一个范例。

随机效应建模检测不同空间单位的数据之间的系统差异。GBD2010 研究的空间层次为国家—区域—超大区域，现有 21 个人口学和流行病学相似定义的区域，并进一步聚成 7 个超大区域（见附录）。

HCV 感染分析所使用数据为人群抗-HCV 阳性率，这些数据排除了不完整或高危人群数据，例如注射毒品者或有偿献血者数据。图 13-1 显示了系统综述中北非和中东地区的埃及和约旦两国数据。需要注意的是：对于某些年龄组，埃及的抗-HCV 阳性率比约旦高 40 倍。

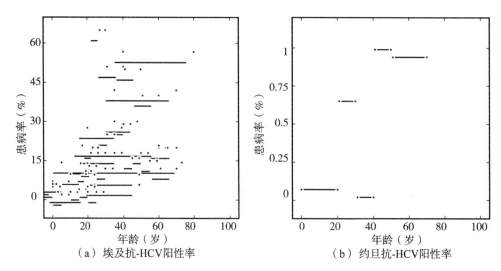

（a）埃及抗-HCV阳性率　　　　（b）约旦抗-HCV阳性率

图 13-1　系统综述中埃及抗-HCV 和约旦抗-HCV 阳性率

本书采用年龄标化广义负二项样条模型的分层随机效应来估计抗-HCV 阳性率。分层随机效应允许构建模型来捕捉北非和中东地区的地区差异。由表 13-1 显示，埃及的抗-HCV 阳性率明显高于该区域其他国家。图 13-2 也证实了这一点，因为埃及的抗-HCV 阳性率远高于区域平均水平。

表 13-1　　　　随机效应模型对北非和中东地区各国家的抗-HCV 阳性率
（对数空间的截距改变）进行国家层次随机效应的估计

国家	后验平均值	95%HPD 下限	95%HPD 上限
埃及	1.87	1.5	2.2
约旦	−0.59	−1.1	−0.1
沙特阿拉伯	−0.77	−1.2	−0.4
伊拉克	0.07	−0.4	0.6
伊朗	0.02	−0.4	0.5

续表

国家	后验平均值	95%HPD 下限	95%HPD 上限
也门	0.04	−0.4	0.4
土耳其	−0.31	−0.7	0.0
叙利亚	−0.13	−0.7	0.4
突尼斯	−0.19	−0.7	0.3

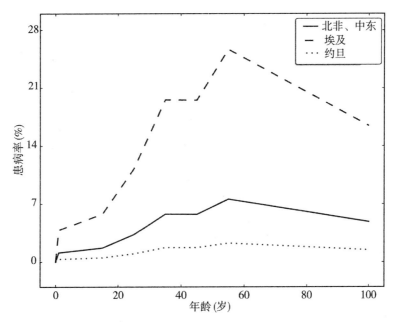

图 13-2　北非和中东区域、埃及、约旦 1990 年男性抗-HCV 阳性率估计值，
分层随机效应模型仅进行了两个层次（国家和区域）的估计

　　除了分层随机效应，负二项回归率模型还包括一个非抽样误差参数，即过度离散项 δ（可理解为第 2 章所述的观测水平随机效应），在噪声数据如 HCV 血清阳性率数据集中，δ 的先验有助于汇集后验分布，并考虑数据异质性，从而改善后验估计。这使得该模型结合专家先验可以判断国家之间的差异多少真实存在，多少由非抽样误差造成。比较负二项回归模型离散参数 δ 的三种先验："非常""中度"或"稍微"离散，δ 的自然对数在其上下限均匀分布。

　　作为扩散先验，不同 δ 的上下限有重叠，"非常""中度"或"稍微"离散的范围分别为 [1, 9]、[3, 27] 和 [9, 31]。

由图 13-3 可见，本例过度离散 δ 的先验影响体现在国家层次的后验估计。该模型面临的挑战是：将差异分为抽样误差、测量值间的非抽样误差（来自各种难以区分的原因，如不同的研究设计、不同的实验室质量或不同的反应速度）及不同人群间的真实差异。根据拟合模型可得数据的数量，异质性先验的变化明显改变着变异水平的后验分布，因此改变着估计的随机效应大小。由图 13-3 可见，当先验为"非常"离散时，其估计值比"稍微"离散的估计值更小。

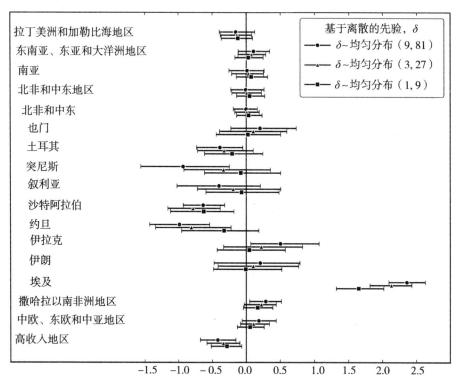

图 13-3 不同全球异质性 δ 的先验下，1990 年男性抗-HCV 对数阳性率的截距变动。
四个层次（全球、超大区域、区域、国家）应用于 GBD 2010 分层随机效应样条模型

查看精简估计值的另一种途径是查看表 13-2 中年龄标化阳性率。当异质性从"稍微"上升到"非常"，则国家估计值接近区域平均值。

表 13-2 在全球异质性的不同先验下，分层随机效应样条模型获得的
HCV 抗体年龄标化阳性估计值

地理区域	异质性	后验平均值	标准差
中非及南亚	$\delta \sim$ 均匀分布 （9, 81）	0.048	0.003
	$\delta \sim$ 均匀分布 （3, 27）	0.049	0.004
	$\delta \sim$ 均匀分布 （1, 9）	0.045	0.005
约旦	$\delta \sim$ 均匀分布 （9, 81）	0.007	0.002
	$\delta \sim$ 均匀分布 （3, 27）	0.010	0.003
	$\delta \sim$ 均匀分布 （1, 9）	0.020	0.007
埃及	$\delta \sim$ 均匀分布 （9, 81）	0.188	0.012
	$\delta \sim$ 均匀分布 （3, 27）	0.179	0.018
	$\delta \sim$ 均匀分布 （1, 9）	0.137	0.019

分层随机效应和离散参数 δ 使模型能够区分国家与国家之间真正差异和非抽样误差，分层随机效应提供了一种对区域差异建模的方法，而 δ 的弱先验信息合并了建模者关于数据异质性的信念。当有一个预测协变量可用，它通常代替或者补充随机效应来解释国家与国家之间的差异（第 15 章将证明）。除此之外，地理随机效应提供了一种对真正存在但差异水平不明的区域差异建模方法。

（Abraham D. Flaxman, Khayriyyah Mohd Hanafiah, Justina Groeger, Hannah M. Peterson, Steven T. Wiersma 编写，谢聪 译）

第14章　固定效应的交叉游走：焦虑症

系统综述收集的数据往往包含各种各样的研究类型或诊断标准，因此会产生数据的系统偏倚，一个极端的例子是糖尿病患病率系统综述，包含 18 种诊断标准。焦虑症系统综述是一个简单例子，也是本章重点。焦虑症系统综述中的研究是通过回忆过去疾病出现的时期得到的，其感兴趣的估计量是时点患病率，即某一时点一定人群中患病比例。因为一些研究同样提供了描述流行病学方面有价值的患病信息，所以使用固定效应模型来调整这些研究测量期间（如过去一年）的患病率偏倚。通过固定效应模型来调整偏倚，称为"交叉游走"。

焦虑症（anxiety disorder）至少包括 8 种独立类型，均表现为不同程度的焦虑并明显干扰日常生活，焦虑症的表现方式亦有各自特点，其中广泛性焦虑表现为广泛而持久的担心，惊恐障碍表现为反复出现的强烈恐惧[119]，但不同类型的焦虑症存在许多共同症状，所以 GBD 2010 将各种焦虑症合并为一种情况。

测量流行病学率时，焦虑症的回忆时期不一致，故系统综述纳入研究的数据既有时点患病率，也有时期患病率（如 6 个月或者去年一年的患病率）。因为特别容易出现回忆偏倚，所以不包括终生患病率。由于焦虑症存在不可忽视的缓解率，所以时期患病率通常高于时点患病率（见图 14-1）。

如果排除时期患病率，则会减少数据量，且得出的结果不能反映剩下数据的区域差异；如果纳入时期患病率，但没有协变量调整系统误差，则会导致估计值明显高于那些包括时点患病率和时期患病率数据地区的估计值。时期患病率指示协变量的固定效应使得模型利用所有可得数据来解释系统偏倚和由不同回忆时期导致的差异（见图 14-2）。

回忆时期固定效应模型结果显示，时期患病率水平为 49%（95% UI：[12，91]），高于时点患病率。

应用这种方法分析全球数据集的局限性在于，假定全球所有地区的交叉游

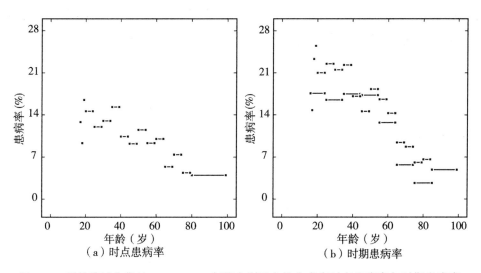

图 14-1　系统综述收集的 2000—2008 年澳大利亚女性焦虑症时点患病率与时期患病率
　　　　　数据的比较

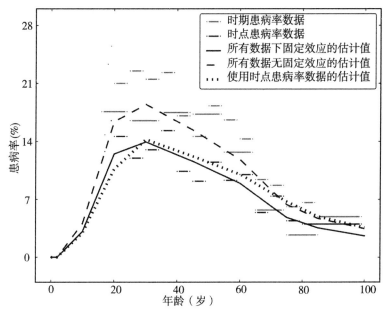

图 14-2　仅有时点病率数据、有或无固定效应的时点+时期患病率数
　　　　　据情况下 2005 年澳大利亚女性焦虑症患病率估计值的比较

走因素有相同的年龄和性别，该问题可采用不同年龄和性别使用不同交叉游走因素来解决。实践中很少有足够数据来摆脱上述假定，但未来应用可以从随机效应或构建交叉游走协变量与年龄、性别、时间、地理等的交互效应模型来着手。

（Amanda Baxter，Jed Blore，Abraham D. Flaxman，Theo Vos，Harvey Whiteford 编写，谢聪 译）

第15章　样本之外的预测改善：肝硬化

第14章中讲到固定效应模型不仅可解释噪声数据的偏倚，也可提高样本之外的预测准确性。可以将流行病学参数和协变量结合到一起，利用已知的协变量数据来推断出参数与协变量之间的关系，从而推断出那些不能直接计算的流行病学参数。例如，只有小部分地区有直接测量的肝硬化患病率，但通过利用肝硬化年龄标化死亡率的数值作为国家层面协变量进行样本外预测，可使没有直接测量值地区的肝硬化患病率估计变成可能。和第13章介绍的随机效应模型不同，固定效应模型不仅可获取疾病指标的数值大小，还可以解释不同国家的差异。

肝硬化是慢性肝损伤发展的结果，后期发展为肝纤维化，硬化是任何慢性肝病的晚期表现。肝硬化的最常见病因为酒精性肝病、乙肝和丙肝。肝硬化发展到晚期才会出现症状，代偿期肝硬化可能会因为并发症的出现而被发现，诊断肝硬化的金标准为肝切片检查，并发症包括黄疸、腹水、食管静脉曲张和肝功能衰竭，这些并发症遮盖了肝硬化从代偿期到失代偿期的变化过程，使得肝硬化早期不容易被发现。肝硬化造成的伤害是不可逆的，对肝硬化的疾病管理应包括预防、控制、治疗并发症，最后也可进行肝移植，如果没有肝移植，则失代偿期肝硬化的死亡率将会非常高[139-141]。

由医院数据产生了（21个区域中）4个区域的患病率和死因别死亡率（见图15-1）。由于肝硬化诊断困难，假定这些数据代表失代偿期肝硬化，接下来重点分析这些有症状的、失代偿期的肝硬化。

失代偿期肝硬化是非常严重的疾病，因此，在国家层面上认为肝硬化的患病率和死因别死亡率有很大关联是非常合理的，换言之，如果一个地区的肝硬化死亡率较高，则可认为该地区的失代偿期肝硬化患病率也很高。图15-2所示散点图显示了系统综述中收集的失代偿期肝硬化患病率与年龄标化死亡率（age-standardized death rate，ASDR）之间的关系。

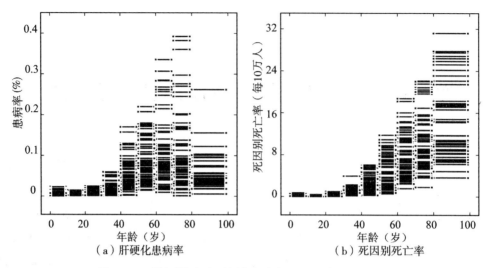

图 15-1 可得到的全球肝硬化患病率和死因别死亡率数据

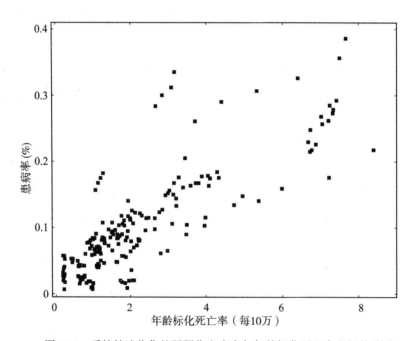

图 15-2 系统综述收集的肝硬化患病率与年龄标化死亡率之间的关系

在一些缺乏肝硬化相关流行病学数据区域,可将 ASDR 作为一个解释协变量来估计肝硬化患病率。通过借助肝硬化死亡率来估计发病率,进而估计没有数据区域的患病率(见图 15-3)。由于对预测协变量的固定效应进行了对数转换，因此更倾向于用 ASDR 的对数值作为协变量。

尽管埃及没有任何直接测量的患病率，但用上述方法可以明确估计患病率［见图 15-3（b）］，埃及的肝硬化患病率比美国高很多。图中也显示了一个较大的不确定区间，表明患病率与 ASDR 之间确立的关系不是很完善。患病率年龄模式的建立，借用了北美地区已有的年龄别患病率数据。

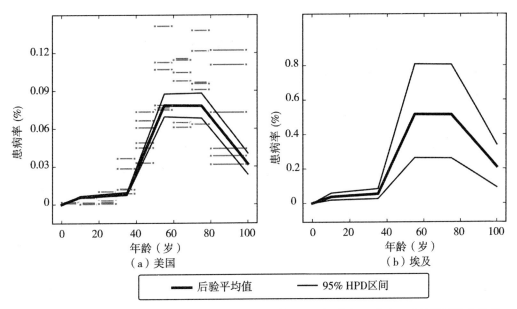

图 15-3　2005 年美国和埃及男性肝硬化患病率估计值和可利用数据（注意：系统综述没有发现有埃及肝硬化患病率数据，图中所示患病率是基于患病率与年龄别死亡率之间关系推断而得）

即使在实际情况下，要计算的目标参数和协变量之间并没有强有力可解释关系，但这种估计方法依然是有用的。虽然能够直接进行目标变量的估计最为理想，但在很多疾病例子中是无法实现的，用一些略有关系的协变量来解释参数间地区差异总比没有任何解释要好得多。

（Ali Mokdad，Abraham D. Flaxman，Hannah M. Peterson，Christopher J. L. Murray，Mohsen Naghavi 编写，崔芳芳 译）

第 16 章 危险因素: 水果摄入不足

本书建立 Meta 回归框架的初衷是估计疾病患病率,但也可用它来估计描述流行病学中的其他年龄别指标。接下来的章节会重点介绍将发病率、缓解率和死亡率数据结合在一起来估计患病率的一致性估计框架,同时可得到年龄别发病率、缓解率和死亡率等辅助输出结果。但在介绍这些内容之前,先介绍如何利用年龄标化混合效应样条模型来估计危险因素暴露水平。

GBD 2010 研究的一个重要内容是估计危险因素 (如新鲜水果摄入不足) 所导致的疾病负担。水果摄入量是一个非负值,所以可以用负二项率模型。但采用这一模型有些不完美,因为该模型假设基本量是计数的,计数模型适合用于表示在一段观察时期内有多少病例出现的患病率和发病率。然而,水果摄入量更普遍使用连续性分布模型,如第 2 章中介绍的经转换正态模型,来对水果摄入量 (每人每天摄入多少千克水果) 建模。本章将会分别用负二项率模型和两种传统模型 (正态模型和对数正态模型) 对连续性变量数据进行建模,并比较其估计结果。

很明显,水果摄入是一些疾病发病率和死亡率的保护因素,测量每天全部水果摄入量 (kg/d),包括新鲜的、冷冻的、煮熟的、罐装的和风干的水果,不包括果汁和腌水果[142,143]。

进行危险因素流行病学系统综述与疾病患病率十分相似,至少可用来确定危险因素人群暴露水平。就水果摄入不足而言,系统综述收集了 1502 个年龄别水果摄入量数据点。

之前讨论过,负二项、正态和对数正态模型在处理数据时的差异非常接近 0。比较拟合 2005 年美国水果摄入量数据的三个模型估计结果可见:对于质量高的数据,模型估计结果几乎与使用何种率模型无关 (见图 16-1)。

如果数据稀疏且具有噪声,模型得出的结果依然很相似,见图 16-2 所示的 2005 年西欧数据。值得注意的是,和图 16-1 不同,图 16-2 的评估曲线没有包含

114

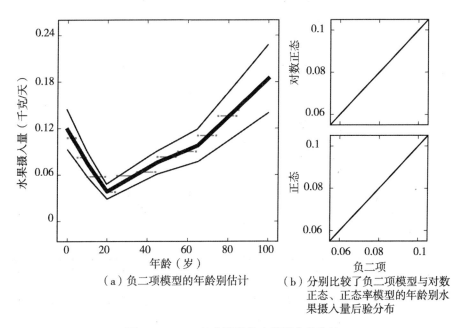

（a）负二项模型的年龄别估计　　　（b）分别比较了负二项模型与对数
正态、正态率模型的年龄别水
果摄入量后验分布

图 16-1　2005 年美国男性水果摄入量估计

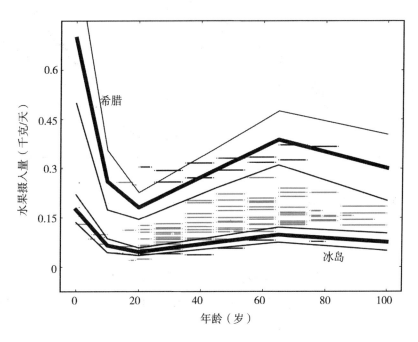

图 16-2　负二项率模型估计的 2005 年希腊和冰岛男性水果摄入量

0~20 岁人群的数据，原因是水果摄入量在国家层面有许多随机效应，见图 16-3 所示的冰岛和希腊估计值比较。

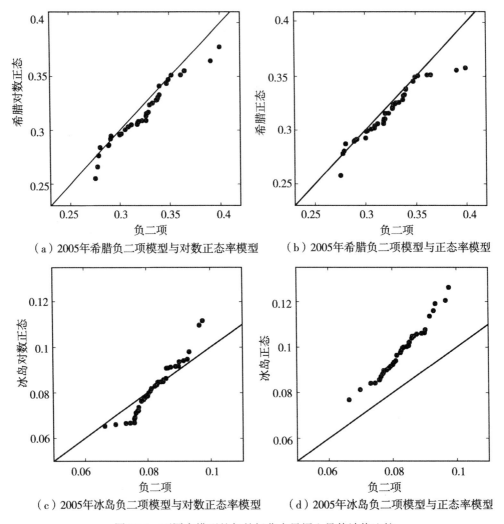

（a）2005年希腊负二项模型与对数正态率模型　　（b）2005年希腊负二项模型与正态率模型

（c）2005年冰岛负二项模型与对数正态率模型　　（d）2005年冰岛负二项模型与正态率模型

图 16-3　不同率模型的年龄标化水果摄入量估计值比较

由图 16-3 可见，几个模型中每一个国家估计值差别很小。由表 16-1 可见，采用不同模型得到了不同的国家平均年龄标化估计值，但是每一个国家的估计值差别很小，区域估计也是如此。

表 16-1　　　　　不同率模型的水果摄入量层次样条模型随机效应估计值

模型	冰岛 (95%UI)	希腊 (95%UI)
负二项模型	−0.57 (−0.8, −0.4)	0.81 (0.7, 1.0)
对数正态模型	−0.55 (−0.7, −0.4)	0.80 (0.6, 1.0)
正态模型	−0.41 (−0.6, −0.2)	0.78 (0.7, 0.9)

对希腊国家层面的水果摄入量估计，体现了该方法所面临的挑战。由于希腊缺乏年轻人群（0~20 岁）的水果摄入量数据，故借用了同一区域其他国家的数据进行建模，但是这些国家年轻人群的水果摄入量低于成年人平均摄入量，而希腊则是高于成年人的平均摄入量，导致模型的最终预测结果为希腊儿童的水果摄入量非常高。假设不同国家间成年人和儿童的水果摄入量是一致的，该假设理论上是合理的，且没有确切的数据能够反驳该假设，但是实际上估计结果却高于同一区域任何国家的水果摄入量，这样的结果必然是值得怀疑的，且需要通过调查来验证。为了防止出现这种情况，也可以将一些额外先验信息加入到模型之中，这些先验一般依据专家掌握的知识，包括绝对水平、国家间差别、年龄模式的平滑度和单调性等。

关于处理国家间差异的问题上，这个模型也是借鉴国家—区域—超大区域分层模型优势的范例。假设希腊和意大利的水果摄入水平比希腊和冰岛的水果摄入水平更加接近，且这个假设是合理的，在一般情况下，西欧地区距离更近的国家间营养危险因素的暴露水平会更接近，这可以在模型（如空间统计的条件自回归模型）中体现出来[144]。

如果数据充足且不十分紊乱，那么按照不同率模型得到的估计值差别很小，尤其是国家层面。负二项、正态、对数正态率模型估计结果相似，表明模型对于率类型的选择并不灵敏。当数据不足或具有噪声时，分析不同模型估计值的差异性将有助于模型的敏感性分析。

（Stephen S. Lim, Hannah M. Peterson, Abraham D. Flaxman 编写，崔芳芳 译）

第 17 章 房室模型： 终末期肾病

下面，我们的注意力转移到大量系统综述没有覆盖的发病率、缓解率和死亡率等流行病学数据情况，希望可以应用这些信息来估计患病率。在第 12 章已经略有触及，接下来的几章将更系统进行探讨，首先以透析治疗的终末期肾病（end-stage renal disease，ESRD）为例开始，该疾病的患病率、发病率、缓解率和病死率资料都已经通过系统综述被大量收集到。

ESRD 是慢性肾病（chronic kidney disease，CKD）发展的晚期阶段，在这个阶段肾功能会缓慢丧失。导致 CKD 的常见原因为糖尿病和高血压，对肾脏损害通常是永久性的，但经过治疗和改变生活方式可以减缓疾病的恶化进程。在该病的晚期会出现肾功能衰竭，患者需接受透析或肾移植方可存活。肾脏透析治疗有两种类型：血液透析和腹膜透析，前者是通过机器从血液中滤出废物和过多液体，后者是通过腹膜腔的内层和导管从血液中滤出废物[145,146]。

本章以透析治疗（包括血液透析和腹膜透析）ESRD 为例进行分析，大部分数据来自相关研究和登记报告，需要透析人群中肾移植的发生率视作缓解率。GBD 2010 分析了全球 21 个区域的 161 个国家，共有 5664 个数据点，图 17-1 中的数据来自澳大利亚。

正如第 7.2 节所述，发病率、患病率、缓解率和病死率等流行病学参数因内部一致的逻辑要求而关联。只要曾经有一个发病事件，就会有一个患者存在，当前患者人数由过去病例数、新发病例数、病死人数以及缓解人数确定。将这些参数同时放到模型中，可获得最好的估计值和合理的不确定区间，因为单一时间、地点和性别的发病率和患病率是内部一致的。

图 17-2 比较了 2005 年澳大利亚 ESRD 透析治疗男性的房室模型和样条模型估计结果，样条模型单独估计每一流行病学参数，而房室模型则同时估计发病

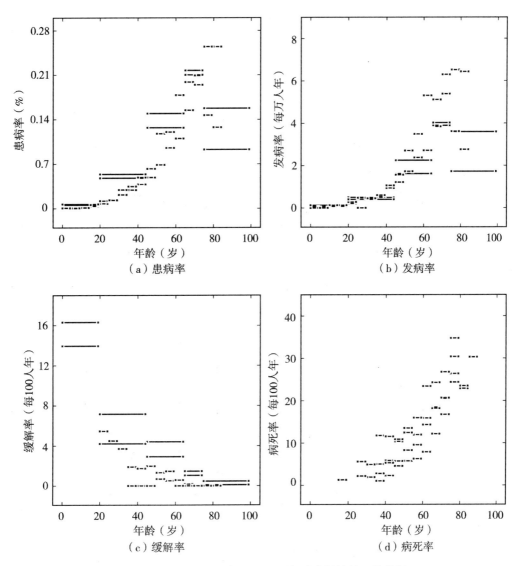

图 17-1 2005 年澳大利亚 ESRD 透析治疗男性的四类数据

率、患病率、缓解率和病死率。由图 17-2 以及比较不同方法估计的年龄标化患病率，发现房室模型不同于样条模型，样条模型跟随原始数据的变化而变化。如图 17-3 所示，样条模型评估的患病率总体上比房室模型的评估结果偏低，原因是房室模型在逻辑上要求所有患病病例都有相应的发病事件。

房室模型的另一个优点是：估计值年龄模式更为平滑，样条模型对每个流

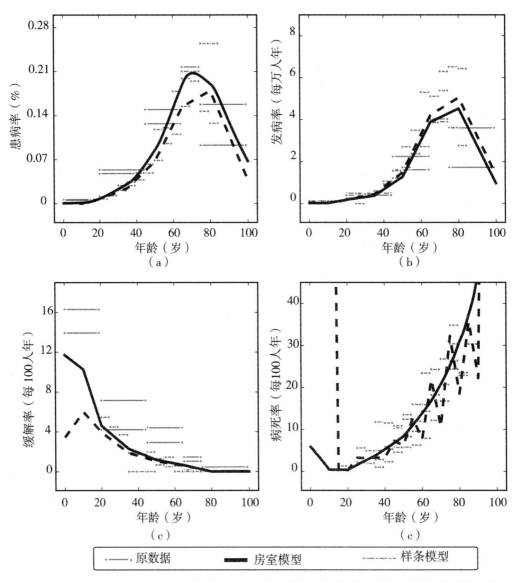

图 17-2 2005 年澳大利亚 ESRD 透析治疗男性的房室模型和样条模型流行病学指标估计值比较

行病学参数进行单独估计，严格遵守数据的变化，使得最终得到一个不平滑的年龄模式（见图 17-4），通过在惩罚样条模型中加入信息先验，可以使这种不平滑效果降到最低（见第 3 章讨论）。

房室模型更优于对每一参数单独建模的样条模型，因为整合了所有可得数

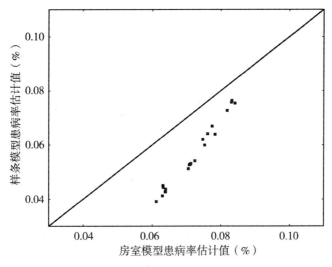

图 17-3　2005 年 ESRD 透析治疗男性年龄标化患病率的房室模型和样条模型比较

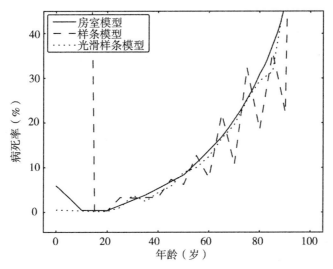

图 17-4　房室模型、样条模型、光滑样条模型的 2005 年澳
大利亚 ESRD 透析治疗男性病死率估计值

据对所有数据建模，房室模型为单一年龄、性别和时间产生了内部一致性的
估计。

（Sarah K. Wulf, Abraham D. Flaxman, Mohsen Naghavi, Giuseppe Remuzzi 编
写，崔芳芳 译）

第18章　房室样条模型的节点选择：膝骨关节炎

第9、10章强调了对稀疏、噪声数据进行样条模型节点选择的重要性，本章将回到房室模型前提的这一点。其中，样条代表年龄别风险，感兴趣参数——患病率来自一系列基于这些样条的微分方程解。在这种情况下，一个参数节点位置的建模假定将影响所有其他参数的估计，用膝骨关节炎的房室模型来阐述这一点。

骨关节炎（osteoarthritis，OA）是一种影响关节软骨和底层骨的疾病，可导致关节疼痛，影响人体活动。膝骨关节炎（knee osteoarthritis）是常见、高发性疾病，尤其是老年人群[147,148]。GBD 2010 系统综述产生了 602 个数据点，代表全球 10 个区域的 27 个国家。

由于膝关节 OA 在年轻人群中相当少，因此专家先验告知模型 30 岁之前不发病。在最小发病年龄确定之后，发病率节点的数量和位置将决定模型的所有关键特征。如图 18-1 所示，所有模型发病率的节点为 {0，30，40，45，65，100}；在 30~40 岁要么没有设置额外节点 {}，要么设置额外节点 {35} 或 {31，35}，设置足够多的节点来代表年龄别发病率的快速变化是非常重要的，然而，发病率节点的选择也会影响患病率和超额死亡率的估计。

模型对疾病流行病学特征的假定，即模型中的专家先验是敏感的。图 18-2 比较了不同假定下膝关节 OA 发病率估计值，如果事先假定 99 岁以上人群的膝关节 OA 发病率为 0，则意味着发病率是随着年龄下降的，换言之，在一定的年龄之后，膝关节 OA 将不再发生，这与现实情况不符，没有这种先验，OA 发病率将会随着年龄增长而增加。在房室模型中，疾病参数的逻辑关系要求参数内部具有一致性，这意味着上述发病率的估计会影响患病率的估计（见图 18-2）。发病率不受限制时的患病率年龄模式与发病率受限制时的有很

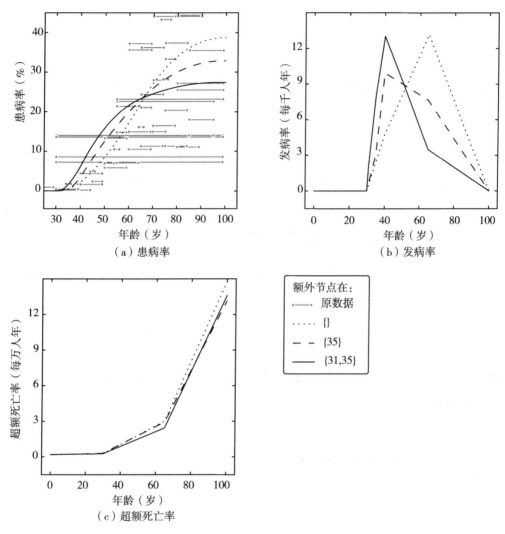

图 18-1　2005 年西欧女性膝骨关节炎患病率、发病率、
超额死亡率估计中的 30~99 岁节点选择

大差别。

　　尽管可以通过增加节点的数量来降低节点对模型的影响，但节点的选择依旧对于参数估计有重要影响。此外，先验信息的介入也会影响发病率的估计，从而极大地影响其他参数的估计。当数据量较大时，节点的选择对一致性模型

123

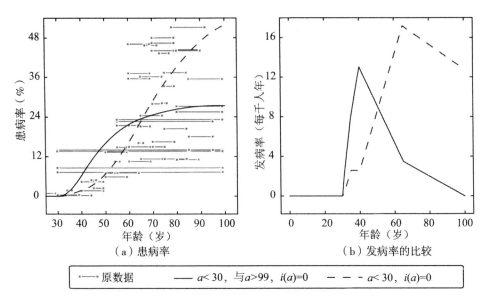

图 18-2 在有或无 99 岁以上人群不发病先验下，2005 年西欧女性膝骨关节炎房室模型估计值

的影响不大；但如果数据量不够充足时，节点的选择则要建立在理性考虑和敏感性分析基础上。敏感性分析给出了假定的效果及结果的范围，帮助建模者识别不同假定下的结果差异。先验信息在房室模型中的作用会在接下来的章节中进一步阐述。

（Marta Cross，Damian Hoy，Theo Vos，Abraham D. Flaxman，Lyn March 编写，崔芳芳 译）

第 19 章　房室模型的专家先验：
双相情感障碍

正如第 10 章介绍的专家先验影响样条模型估计经前综合征患病率一样，专家先验同样影响房室模型对年龄别率的估计，而且影响更加复杂，因为房室模型进行参数估计时，不同参数间具有内部一致性，专家先验信息通过影响一种参数的估计进而影响到其他所有参数的估计。本章以双相情感障碍患病率的 Meta 分析为例，阐述专家先验信息对年龄别发病率和缓解率的影响。

双相情感障碍（bipolar disorder）是一种精神疾病，是指至少有过狂躁或抑郁的任一种经历，并有一定的残留症状。双相情感障碍发作的特点则是情绪高涨、敏感易怒，而抑郁症的特点则是情绪低落，对每天的生活都没有兴趣。双相情感障碍和抑郁症的症状可以分为两种情况：一是两极分化的症状变化，二是经历了狂躁和抑郁发作后在发作临界以下的残留症状。在疾病的快速发作循环期，一年内狂躁和抑郁可以交替发生 4 次或更多次，行为也随着情绪的变化而变化，而且发作期间，患者的睡觉、吃饭和活动习惯也会发生改变。现在尚没有可以控制情绪波动及其相关症状的治疗方法。

相关文献研究将双相情感障碍描述成一种缓解率很低或为 0 的慢性疾病，在此基础上，对双相情感障碍进行建模分析。GBD 2010 研究认为，双相情感障碍的症状残留和缓解存在很大的差别。疾病残留状态虽然症状较轻，伤残程度较低，但依然会导致疾病负担。疾病缓解等同于治疗恢复，而不是临时的症状减轻，因此不引起疾病负担。在这种定义区别下，没有发现双相情感障碍完全缓解的报道，与之前文献检索到的没有治疗办法的结果一致[119]。在本章只利用北美高收入地区的数据进行分析，结果如图 19-1 所示。

一些研究证据认为，双相情感障碍一般从 15 岁、16 岁或者 20~30 岁早期开始发作，但是在数据分析时，对于最小研究年龄依然有不同意见，即使双相情

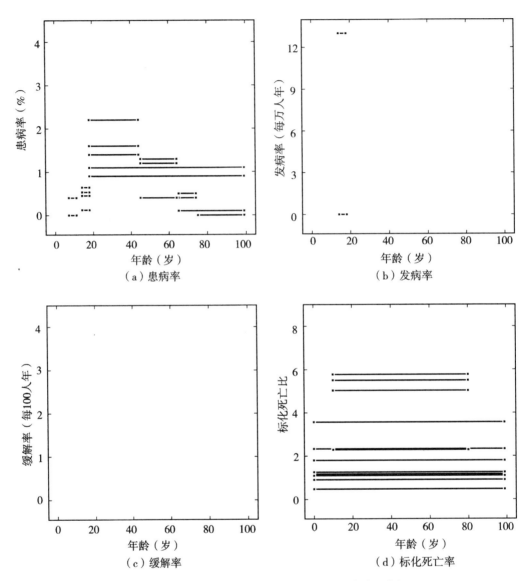

图 19-1 系统综述收集的高收入北美双相情感障碍数据

感障碍的症状可以追溯到儿童时期，但诊断标准的确定却比较困难，因为现在的诊断标准是根据成年患者的症状制定的。文献研究和专家认为，尽管青春期前的双相情感障碍患者较少，但还是有可能存在的。

正如第 4 章所述，专家先验对模型的建立有指导意义，还可能会有意想不到的影响。如果对研究人群的年龄设定没有限制，年龄别患病率将会有很大变化（见图 19-2）。

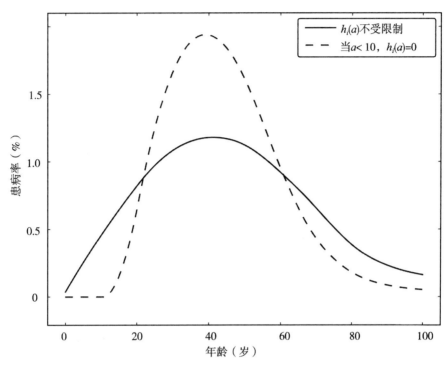

图 19-2　1990 年高收入北美男性双相情感障碍患病率的不同年龄发病
先验房室模型 GBD 2010 估计值

对于双相情感障碍发病率研究的最小年龄设置，所掌握证据还很少。在利用房室模型对噪声数据进行分析时，利用专家经验可以设定一个大致合理的最小年龄，但不同年龄上限的设置可能会引起意想不到的结果变化。然而，因为有充足数据进行建模，图 19-3 对于不同年龄上限设定影响不大，患病率评估结果基本保持一致，发病率、缓解率和超额死亡率的估计结果易对专家先验的影响只有微妙改变。

正如图 19-4 的敏感性分析结果所示，先验对稀疏和噪声数据的影响，有时并非那么微小，对缓解率估计时专家先验的微小改变却导致了超额死亡率估计值的较大变化。

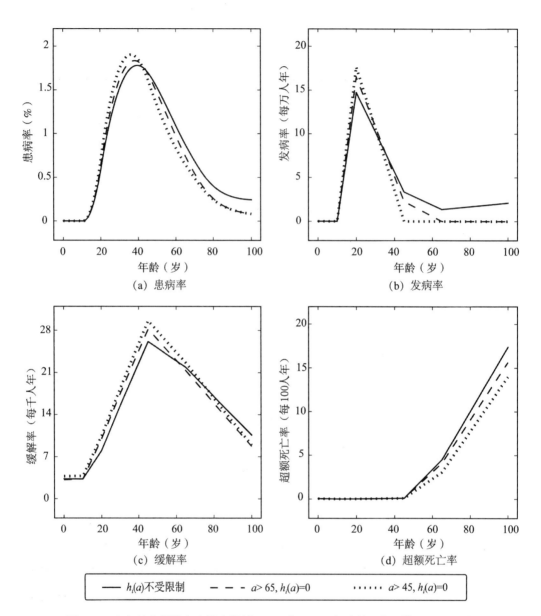

图 19-3　在年龄上限设定为没有限制、>65 岁、>45 岁时利用房室模型对 1990 年
北美高收入男性双相情感障碍 GBD 2010 估计值

　　房室模型的内部一致性会影响建模时的一些决定，如先验信息，因为一个
参数的改变，会影响所有其他参数的估计结果。当数据充足时，专家先验对模

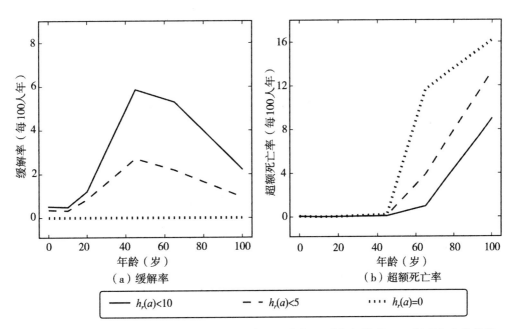

图 19-4　在设定缓解率先验为 0，＜5，＜10（每 100 人年）下房室模型 1990 年高收入北美男
　　　　性双相情感障碍估计值

型估计结果影响较小；当数据稀疏且具有噪声时，专家先验会对估计结果有较
大影响。

（Alizé Ferrari，Abraham D. Flaxman，Hannah M. Peterson，Theo Vos，Harvey
Whiteford 编写，崔芳芳 译）

第 20 章　死因别死亡率：酒精依赖

　　GBD 2010 对早逝损失寿命年（years of life lost，YLL）估计的一个重要假设是每一个死亡只有一个死因。用一种相互独立的方法将死因按类分配，使得各死因别死亡数之和等于总死亡人数。然而，按这种分配方法计算的死亡率与房室模型计算出的死亡率是不一致的（见图 7-3），如果以此死因别死亡率（cause-specific mortality rate，CSMR）作为 $p \cdot h_f$（p 为患病率，h_f 为超额死亡率）的值，则表明研究已经假定了患有某种疾病的人死因即为该疾病。尽管该假设应用于一些疾病的研究是合理的，如癌症、肝硬化、腹泻等，但若应用于酒精依赖的研究则不合理，因为酒精依赖患者多死于其他病因。本章以酒精依赖作为例子，比较酒精依赖患者死于酒精依赖的假定情况和死于其他疾病的实际情况。

　　酒精依赖（alcohol dependence）是一种因长期饮酒导致机体酒精代谢失调，进而出现生理依赖和控制力受损的疾病，与第 9 章介绍的可卡因依赖相似，在 12 个月内的任何时期满足美国精神病学协会七项物质依赖标准中的 3 项或更多，可定义为酒精依赖[119,151]。GBD 2010 系统综述收集了有关酒精依赖患病率、超额死亡率和死因别死亡率数据（见图 20-1）。

　　为了将死因别死亡率数据应用到房室模型中，图 7-3 所示模型中的超额死亡率 h_f 可以被分为两部分（见图 20-2）：死于酒精依赖时为 $h_{f'}$，患有酒精依赖症而死于其他疾病时为 $h_{f'}$，正如第 2.7 节所述，超额死亡率可以表达为

$$h_f = h_{f'} + h_{f'}$$

　　尽管超额死亡率、患病率和 $p \cdot h_f$ 都可以直接计算，但在实际计算过程中，$h_{f'}$ 和 $h_{f'}$ 却不能单独计算出各自的值，估计时，模糊地把 h_f 分为 $h_{f'}$ 和 $h_{f'}$ 两部分，却不明确表达。

　　GBD 2010 对一些疾病的死亡率进行估计时，假设 $h_{f'} = 0$ 是合理的，即认为

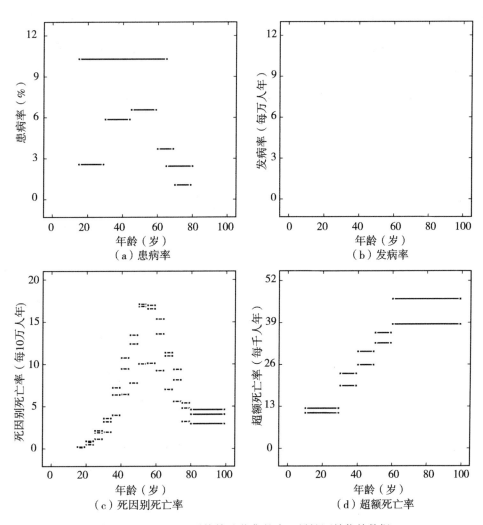

图 20-1　GBD 2010 系统综述收集的中亚男性酒精依赖数据

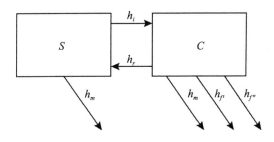

图 20-2　超额死亡率分解为两部分后的双室机械模型

患有某疾病的人死于该疾病，在这种情况下，$p \cdot h_f$ 即为该病的死因别死亡率。但是，对类似于酒精依赖死亡率的估计，这种假设则是不合理的，原因在前面已经解释。当 $h_{f''} \neq 0$ 时，该疾病的死因别死亡率是低于 $p \cdot h_f$ 的。

如图 20-3 所示，分别假设 $h_{f''} = 0$ 和 $h_{f''} \geqslant 0$，患病率的估计结果不同。

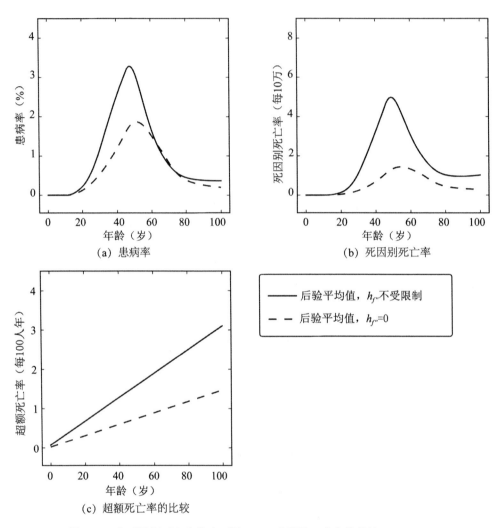

图 20-3　在死因别死亡率作为下限（$h_{f''}$ 不受限）或直接估计（$h_{f''} = 0$）

情形下的 2005 年中亚男性酒精依赖估计值

通过将超额死亡率分解为死于该疾病的死亡率和死于其他疾病的死亡率，图 7-3 所示的房室模型可用死因别死亡率作为 $p \cdot h_f$（患病率与超额死亡

率的乘积）的下限值，当疾病的根本死因编码不是唯一时，这种方法显然更
加合理。

（Theo Vos，Jed Blore，Abraham D. Flaxman，Hannah M. Peterson，Juergen
Rehm 编写，崔芳芳 译）

后　记

本书针对描述流行病学指标发展了全新的 Meta 回归分析框架，并通过举例，进一步介绍了 Meta 回归在描述流行病学中的应用。因为收集的数据较为杂乱，需要重新整理，使得 Meta 回归变得较为复杂。但是，当一一重新整理这些杂乱数据后，大家可减少对原始数据的固有认识，转而考虑数据汇总后结果。

与传统 Meta 分析相比较，Meta 回归有七个方面不同，每一方面都强调了 GBD 2010 系统综述中收集数据方法的共同特点。收集到的数据大多稀疏且具有噪声；有些疾病甚至在全球整个区域都没有找到相关数据；有些疾病患病率数据缺失，只有发病率数据；而可获得数据的区域可能存在超过允许范围 10 倍的抽样误差。在上述多种问题并存的情况下，必须产生一个反映可获得数据不确定性的估计值。

所使用方法如下：

• 数据的负二项模型，与泊松和二项模型相比较，它是一种允许 0 实测值和允许过度离散的模型。

• 年龄别风险的分段线性样条模型，可以很好地平衡计算难度，且年龄模型灵活。

• 贝叶斯法，可定量不确定性，并利用生物和临床方面的专家先验。

• 异质、不标准年龄组（如 18~35 岁或 15 以上）的年龄标化模型。

• 不同研究方法的可获得研究间交叉游走的固定效应模型，基于已知国家别协变量进行样本外预测，并定量分析不同研究类型的非抽样误差差异。

• 随机效应建模来捕获区域间与区域内的真实差异。

• 一体化系统模型将同一疾病来源的不同相关数据，如发病率、患病率、缓解率、超额死亡率和死因别死亡率，收集到一起进行分析，得到内部一致的估计结果。

这些方法扩大了传统 Meta 回归分析的应用领域，并将得到继续发展。GBD

2010 利用发表或未发表的系统综述数据，形成了一个广泛应用领域，在描述流行病学领域获得了意想不到的收获，这将促使收集更多数据来验证这些发现，并指引开发新的流行病学分析方法。

在本书中，Meta 回归得到了很好的扩展利用，在未来，将努力开展更多这方面研究。在第一部分每一章结尾，已经阐述了相关方法的未来发展方向，下面再次强调未来的发展计划。

现在的系统综述涉及各种疾病，从其中收集的数据可以汇聚到一起进行系统的样本外交互验证研究，利用保留的数据与模型预测结果进行对比，来优化模型选择，并提出新的改善建议。

关于率模型研究，未来会在第 2 章的基础上继续探讨和测试偏倚对数转换模型，并将其与负二项模型等一系列系统综述模型进行对比。也许采用新的计算算法，贝塔二项模型将变得更加有效，进而考虑将其纳入到应用中，但这似乎要比第 8 章介绍的 MCMC 算法有更高要求。

与理想状态相比，第 3 章介绍的年龄别风险函数有更多模型参数。今后的工作应专注于去掉样条模型建模重要的节点数量、节点位置和平滑水平等的决策必要性。如果算法足够快，只需通过探索参数的范围、采用样本外预测准确度来根据交叉验证对参数进行选择（或平均）。有一种替代方法是从样条模型转向高斯过程，或者一些相关的非参数年龄别风险函数模型。但这个方法自身肯定会有计算上的困难。

第 4 章介绍的先验在今后工作中有三个延伸方向。第一，专家先验需要有一个自动且完善的过程来进行灵敏度分析（如果计算上可行，或许可以根据样本外交叉验证实现），这样就可以快速全面地评价这些建模假定的影响。第二，在特定情况下，一些其他的经验先验模型（如第 4 章末介绍的单峰先验）可能会有所帮助。第三，也是最重要的，到目前所用到的经验先验应当与其他替代方法进行比较，特别是对不同年龄风险联合分布的方差-协方差矩阵的假定；一个很鲜明的例子是在轻度先天障碍的建模中，出生患病率的不确定性会影响到所有年龄，比起 0 岁患病率高于平均水平，10 岁时患病率高于平均水平的这一假定一点也不足为奇。

可通过考虑异质年龄组、不确定性和预测协变量缺失的可替代模型，来延伸和拓展年龄组建模和协变量建模。只要整体中每一个体模型的计算速度先可以大幅度加速，根据其他情况下协变量整体建模的成功经验，也可考虑将该方法在此使用。

国家—区域—超大区域随机效应的层次分析方法是另一个值得关注的方面。与按照层次进行地域划分相比，直接根据（地理或社会政治）距离进行地域划分后建模更加有效。空间统计学文献中介绍的条件自回归模型为该研究思路提供了具体研究方向。

去除第7.3节中介绍的地方性平衡点假定，是未来工作的另一个重要内容。在全球可获得的描述流行病学数据大多数太稀疏且具有噪声，以至于难以确定其复杂性，但这些情况对于国家级和省级地区分析十分重要。

由于模型运行花费时间太长，阻碍了交互验证过程的快速进行，进而影响了通过样本外有效性预测来确定最优参数，因此，未来研究的所有方向可以通过各种各样的算法研究和计算基础设施研究来实现。

如果模型运行速度大幅度增长可通过改善计算速度和设施来实现，那么可以超越经验贝叶斯法，同时对所有区域（或国家）拟合全层次模型。需要在建模和方法方面不断创新，将层次相似性先验形式化，确定最适合方法。这似乎对计算过程要求很高，但是对经验先验模型的备选方法进行实验，可选出计算速度适当增加的适中模型。

除了计算速度和方法，未来另一个研究领域是分析软件的研究，可以研究出更多的分析软件，来比较不同类型的率数据以及比较不同建模决定的效应，尤其要研究出一种探索性图法来判断先验信息的有效性和数据后验估计的有效性，这对模型检验非常有用。

通过这些方法得到的任何与直觉相反的发现需要认真验证解释，尤其当结果对政府决策有重要影响时，更应注意。新的 Meta 回归模型可以梳理稀疏、噪声数据的估计结果，但需要注意的是，这种情况下的结果多具有很大的不确定性。

将 Meta 回归应用到描述流行病学预测中是非常少见的，随着未来数据、模型、方法和计算设施的不断改进，Meta 回归可能继续被用来进行更加严格和精确的估计。

（Abraham D. Flaxman, Christopher J. L. Murray, Theo Vos 编写，崔芳芳 译）

附录 GBD 2010 研究空间分层

超大区域（7个）	区域（21个）	国家或地区（191个）	简写
中欧、东欧和中亚地区	中亚	亚美尼亚	ARM
		阿塞拜疆	AZE
		格鲁吉亚	GEO
		哈萨克斯坦	KAZ
		吉尔吉斯斯坦	KGZ
		蒙古	MNG
		塔吉克斯坦	TJK
		土库曼斯坦	TKM
		乌兹别克斯坦	UZB
	中欧	阿尔巴尼亚	ALB
		波斯尼亚和黑塞哥维那	BIH
		保加利亚	BGR
		克罗地亚	HRV
		捷克共和国	CZE
		匈牙利	HUN
		马其顿	MKD
		黑山	MNE
		波兰	POL
		罗马尼亚	ROU
		塞尔维亚	SRB
		斯洛伐克	SVK
		斯洛文尼亚	SVN

续表

超大区域（7个）	区域（21个）	国家或地区（191个）	简写
中欧、东欧和中亚地区	东欧	白俄罗斯	BLR
		爱沙尼亚	EST
		拉脱维亚	LVA
		立陶宛	LTU
		摩尔多瓦	MDA
		俄国	RUS
		乌克兰	UKR
高收入地区	澳大利亚地区	澳大利亚	AUS
		新西兰	NZL
	高收入亚太地区	文莱	BRN
		日本	JPN
		新加坡	SGP
		韩国	KOR
	高收入北美地区	加拿大	CAN
		美国	USA
	南拉丁美洲	阿根廷	ARG
		智利	CHL
		乌拉圭	URY
	西欧	安道尔	AND
		奥地利	AUT
		比利时	BEL
		塞浦路斯	CYP
		丹麦	DNK
		芬兰	FIN
		法国	FRA
		德国	DEU
		希腊	GRC
		冰岛	ISL
		爱尔兰	IRL

超大区域（7个）	区域（21个）	国家或地区（191个）	简写
高收入地区	西欧	以色列	ISR
		意大利	ITA
		卢森堡	LUX
		马耳他	MLT
		荷兰	NLD
		挪威	NOR
		葡萄牙	PRT
		西班牙	EST
		瑞典	SWE
		瑞士	CHE
		英国	GBR
拉丁美洲和加勒比海地区	安第斯拉丁美洲	玻利维亚	BOL
		厄瓜多尔	ECU
		秘鲁	PER
	加勒比海地区	安提瓜和巴布达	ATG
		巴哈马	BHS
		巴巴多斯	BRB
		伯利兹	BLZ
		百慕大	BMU
		古巴	CUB
		多米尼加	DMA
		多明尼加共和国	DOM
		格林纳达	GRD
		圭亚那	GUY
		海地	HTI
		牙买加	JAM
		波多黎各	PRI
		圣卢西亚	LCA
		圣文森特和格林纳丁斯	VCT
		苏里南	SUR
		特里尼达和多巴哥	TTO

超大区域（7个）	区域（21个）	国家或地区（191个）	简写
拉丁美洲和加勒比海地区	拉丁美洲中部	哥伦比亚	COL
		哥斯达黎加	CRI
		萨尔瓦多	SLV
		危地马拉	GTM
		洪都拉斯	HND
		墨西哥	MEX
		尼加拉瓜	NIC
		巴拿马	PAN
		委内瑞拉	VEN
	拉丁美洲热带地区	巴西	BRA
		巴拉圭	PRY
北美和中东地区	北非和中东	阿富汗	AFG
		阿尔及利亚	DZA
		巴林	BHR
		埃及	EGY
		伊朗	IRN
		伊拉克	IRQ
		约旦	JOR
		科威特	KWT
		黎巴嫩	LBN
		利比亚	LBY
		摩洛哥	MAR
		巴勒斯坦被占领土	PSE
		阿曼	OMN
		卡塔尔	QAT
		沙特阿拉伯	SAU
		叙利亚	SYR
		突尼斯	TUN
		土耳其	TUR
		阿联酋	ARE
		也门	YEM

续表

超大区域（7个）	区域（21个）	国家或地区（191个）	简写
南亚地区	南亚	孟加拉国	BGD
		不丹	BTN
		印度	IND
		尼泊尔	NPL
		巴基斯坦	PAK
东南亚、东亚和大洋洲地区	东亚	中国大陆	CHN
		中国香港特别行政区	HKG
		中国澳门特别行政区	MAC
		中国台湾	TWN
		朝鲜	PRK
	大洋洲	斐济	FJI
		基里巴斯	KIR
		马绍尔群岛	MHL
		密克罗尼西亚联邦	FSM
		巴布亚新几内亚	PNG
		萨摩亚	WSM
		所罗门群岛	SLB
		汤加	TON
		瓦努阿图	VUT
	东南亚	柬埔寨	KHM
		印尼	IDN
		老挝	LAO
		马来西亚	MYS
		马尔代夫	MDV
		毛里求斯	MUS
		缅甸	MMR
		菲律宾	PKL
		塞舌尔	SYC
		斯里兰卡	LKA

续表

超大区域（7个）	区域（21个）	国家或地区（191个）	简写
东南亚、东亚和大洋洲地区	东南亚	泰国	THA
		东帝汶	TLS
		越南	VNM
撒哈拉沙漠以南非洲地区	撒哈拉沙漠以南非洲中部	安哥拉	AGO
		中非共和国	CAF
		刚果	COG
		刚果民主共和国	COD
		赤道几内亚	GNQ
		加蓬	GAB
	撒哈拉沙漠以南非洲东部	布隆迪	BDI
		科摩罗	COM
		吉布提	DJI
		厄立特里亚	ERI
		埃塞俄比亚	ETH
		肯尼亚	KEN
		马达加斯加	MDG
		马拉维	MWI
		莫桑比克	MOZ
		卢旺达	RWA
		索马里	SOM
		苏丹	SDN
		坦桑尼亚	TZA
		乌干达	UGA
		赞比亚	ZMB
	撒哈拉沙漠以南非洲南部	博茨瓦纳	BWA
		莱索托	LSO
		纳米比亚	NAM
		南非	ZAF
		斯威士兰	SWZ
		津巴布韦	ZWE

超大区域（7 个）	区域（21 个）	国家或地区（191 个）	简写
撒哈拉沙漠以南非洲地区	撒哈拉沙漠以南非洲西部	贝宁	BEN
		布基纳法索	BFA
		喀麦隆	CMR
		佛得角	CPV
		乍得	TCD
		科特迪瓦	CIV
		冈比亚	GMB
		加纳	GHA
		几内亚	GIN
		几内亚比绍	GNB
		利比里亚	LBR
		马里	MLI
		毛里塔尼亚	MRT
		尼日尔	NER
		尼日利亚	NGA
		圣多美和普林西比	STP
		塞内加尔	SEN
		塞拉利昂	SLE
		多哥	TGO

参 考 文 献

[1] Murray C J, Ezzati M, Flaxman A D, Lim S, Lozano R, Michaud C, et al. GBD 2010: a multi-investigator collaboration for global comparative descriptive epidemiology. The Lancet, 2012, 380 (9859): 2055-2058.

[2] Murray C J, Ezzati M, Flaxman A D, Lim S, Lozano R, Michaud C, et al. GBD 2010: design, definitions, and metrics. The Lancet, 2012, 380 (9859): 2063-2066.

[3] Salomon J A, Vos T, Hogan D R, Gagnon M, Naghavi M, Mokdad A, et al. Common values in assessing health outcomes from disease and injury: disability weights measurement study for the Global Burden of Disease Study 2010. The Lancet, 2012, 380 (9859): 2129-2143.

[4] Murray C J, Vos T, Lozano R, Naghavi M, Flaxman A D, Michaud C, et al. Disability-adjusted life years (DALYs) for 291 diseases and injuries in 21 regions, 1990—2010: a systematic analysis for the Global Burden of Disease Study 2010. The Lancet, 2012, 380 (9859): 2197-2223.

[5] Lozano R, Naghavi M, Foreman K, Lim S, Shibuya K, Aboyans V, et al. Global and regional mortality from 235 causes of death for 20 age groups in 1990 and 2010: a systematic analysis for the Global Burden of Disease Study 2010. The Lancet, 2012, 380 (9859): 2095-2128.

[6] Vos T, Flaxman A, Naghavi M, Lozano R, Michaud C, Ezzati M, et al. Years lived with disability (YLDs) for 1160 sequelae of 289 diseases and injuries 1990—2010: a systematic analysis for the Global Burden of Disease Study 2010. The Lancet, 2012, 380 (9859): 2163-2196.

[7] Lim S S, Vos T, Flaxman A D, Danaei G, Shibuya K, Adair-Rohani H, et al. A comparative risk assessment of burden of disease and injury attributable to 67 risk

factors and risk factor clusters in 21 regions, 1990—2010: a systematic analysis for the Global Burden of Disease Study 2010. The Lancet, 2012, 380 (9859): 2224-2260.

[8] Murray C, Lopez A. Quantifying disability: data, methods and results. Bulletin of the World Health Organization, 1994, 72 (3): 481-494. PMID: 8062403. Available from: http://www.ncbi.nlm.nih.gov/pubmed/8062403.

[9] Barendregt J, Van Oortmarssen G, Vos T, Murray C. A generic model for the assessment of disease epidemiology: the computational basis of Dis-Mod II. Population Health Metrics, 2003, 1 (1): 4. PMID: 12773212. Available from: http://www.ncbi.nlm.nih.gov/pubmed/12773212.

[10] Borenstein M, Hedges L, Higgins J, Rothstein H. Introduction to Meta-analysis. John Wiley & Sons; 2011.

[11] DerSimonian R, Laird N. Meta-analysis in clinical trials, Controlled Clinical Trials, 1986, 7 (3): 177-188.

[12] Stroup D F, Berlin J A, Morton S C, Olkin I, Williamson G D, Rennie D, et al. Meta-analysis of observational studies in epidemiology. JAMA: The Journal of the American Medical Association, 2000, 283 (15): 2008-2012.

[13] Poewe W. The natural history of Parkinson's disease. Journal of Neurology, 2006, 253 Suppl 7: VII2-6. PMID: 17131223. Available from: http://www.ncbi.nlm.nih.gov/pubmed/17131223.

[14] Pollock M, Hornabrook R. The prevalence, natural history and dementia of Parkinson's disease. Brain: A Journal of Neurology, 1966, 89 (3): 429-448. PMID: 5921126. Available from: http://www.ncbi.nlm.nih.gov/pubmed/5921126.

[15] Larsen J, Dupont E, Tandberg E. Clinical diagnosis of Parkinson's disease. Proposal of diagnostic subgroups classified at different levels of confidence. Acta Neurologica Scandinavica, 1994, 89 (4): 242-251. PMID: 8042440. Available from: http://www.ncbi.nlm.nih.gov/pubmed/8042440.

[16] Mutch W J, Dingwall-Fordyce I, Downie A W, Paterson J G, Roy S K. Parkinson's disease in a Scottish city. British Medical Journal (Clinical research ed), 1986, 292 (6519): 534.

［17］ Benito-Leóon J, Bermejo-Pareja F, Morales-Gonzalez J, Porta-Etessam J, Trincado R, Vega S, et al. Incidence of Parkinson disease and parkinsonism in three elderly populations of central Spain. Neurology, 2004, 62 (5): 734-741.

［18］ Kuroda K, Tatara K, Shinsho H, Okamoto E, Cho R, Nishigaki C, et al. A study of attitudes toward illness and its effect on mortality in patients with Parkinson's disease. Japanese Journal of Public Health, 1990, 37 (5): 333-339.

［19］ Foreman K, Lozano R, Lopez A, Murray C. Modeling causes of death: an integrated approach using CODEm. Population Health Metrics, 2012, 10: 1. PMID: 22226226. Available from: http://www.ncbi.nlm.nih.gov/pubmed/22226226.

［20］ Pearson K. Report on certain enteric fever inoculation statistics. British Medical Journal, 1904, 2 (2288): 1243-1246. PMID: 20761760. PMCID: 2355479.

［21］ Larsen P, vonIns M. The rate of growth in scientific publication and the decline in coverage provided by Science Citation Index. Scientometrics, 2010, 84 (3): 575-603. PMID: 20700371 PMCID: 2909426.

［22］ US National Library of Medicine National Institutes of Health. Pub Med, 2012. Available from: http://www.ncbi.nlm.nih.gov/pubmed.

［23］ The Cochrane Collaboration, 2012. Available from: http://www.cochrane.org/.

［24］ Green S. Systematic reviews and meta-analysis. Singapore Medical Journal, 2005, 46 (6): 270-273; quiz 274. PMID: 15902354. Available from: http://www.ncbi.nlm.nih.gov/pubmed/15902354.

［25］ Moher D, Liberati A, Tetzlaff J, Altman D, Group T P. Preferred reporting items for systematic reviews and Meta-analyses: the PRISMA statement. PLoS Medicine, 2009, 6 (7): e1000097. Available from: http://dx.doi.org/10. 1371/journal. pmed. 1000097.

［26］ for Applied Systems Analysis II, Klementiev A. On the Estimation of Morbidity. Laxenburg Austria: International Institute for Applied Systems Analysis, 1977.

［27］ Murray C, Lopez A. The global burden of disease: a comprehensive assessment of mortality and disability from diseases, injuries, and risk factors in 1990 and projected to 2020. Cambridge MA: Published by the Harvard School of Public Health on behalf of the World Health Organization and the World Bank; Distributed by Harvard University Press, 1996.

[28] Lozano R. Burden of disease assessment and health system reform: results of a study in Mexico. Journal of International Development, 1995, 7 (3): 555.

[29] Republica de Colombia Ministerio de Salud. La carga de la enfermedad en Colombia. 7th ed. Santafe de Bogota: Editorial Carrera, 1994.

[30] Concha Barrientos M, Aguilera Sanhueza X, Salas Vergara J. La Carga de Enfermedad en Chile. Ministerio de Salud Republica de Chile, 1996. Available from: http://epi.minsal.cl/epi/html/sdesalud/carga/In_n-carga-enf.pdf.

[31] Vos T, Timaeus I, Gareeboo J, Roussety F, Huttly S, Murray C. Mauritius health sector reform, national burden of disease study. Mauritius Ministry of Health and Ministry of Economic Planning, 1996. Available from: http://espace.library.uq.edu.au/view/UQ: 155551.

[32] Bundhamchareon K, Teerawattananon Y, Vos T, Begg S. Burden of disease and injuries in Thailand. Nonthaburi, Thailand: Ministry of Public Health, 2002.

[33] Yuso A, Mustafa A, Kaur G, Omar M, Vos T, Rao V, et al. Malaysian aurden of disease and injury study. In: Forum 9, 2005: 1-24.

[34] Chapman G, Hansen K S, Jelsma J, Ndhlovu C, Piotti B, Byskov J, et al. The burden of disease in Zimbabwe in 1997 as measured by disability-adjusted life years lost. Tropical Medicine & International Health, 2006, 11 (5): 660-671.

[35] Begg S J, Vos T, Barker B, Stanley L, Lopez A D. Burden of disease and injury in Australia in the new millennium: measuring health loss from diseases, injuries and risk factors. Medical Journal of Australia, 2008, 188 (1): 36.

[36] Tanner M. From EM to data augmentation: the emergence of MCMC Bayesian computation in the 1980s. Statistical Science, 2010, 25 (4): 506-516.

[37] Gelman A, Carlin J, Stern H, Rubin D. Bayesian Data Analysis. 2nd ed. Chapman and Hall/CRC, 2003.

[38] Carlin B P, Louis T A. Bayes and empirical bayes methods for data analysis. CRC Press, 2010.

[39] Jaynes E T. Probability theory: the logic of science. Cambridge University Press, 2003.

[40] Mayo D G. Error and the growth of experimental knowledge. University of Chicago Press; 1996.

[41] Robert C. The bayesian choice: from decision-theoretic foundations to computational implementation. Springer, 2007.

[42] Collaboration APCS. The effects of diabetes on the risks of major cardiovascular diseases and death in the Asia-Pacific region. Diabetes care, 2003, 26 (2): 360-366.

[43] Rothstein H R, Sutton A J, Borenstein M. Publication bias in Meta-Analysis: prevention, assessment and adjustments. John Wiley & Sons, 2005.

[44] Rabe-Hesketh W, Skrondal A. Multilevel and longitudinal modeling using stata, Stata Press, 2008.

[45] Girosi F, King G. Demographic Forecasting. Princeton: Princeton University Press; 2008.

[46] Hogan M C, Foreman K J, Naghavi M, Ahn S Y, Wang M, Makela S M, et al. Maternal mortality for 181 countries, 1980—2008: a systematic analysis of progress towards Millennium Development Goal 5. The Lancet, 2010, 375 (9726): 1609-1623. Available from: http://www.sciencedirect.com/science/article/pii/S0140673610605181.

[47] Rajaratnam J, Marcus J, Flaxman A, Wang H, Levin-Rector A, Dwyer L, et al. Neonatal, postneonatal, childhood, and under-5 mortality for 187 countries, 1970—2010: a systematic analysis of progress towards Millennium Development Goal 4. The Lancet, 2010, 375 (9730): 1988-2008. Available from: http://www.sciencedirect.com/science/article/pii/S0140673610607039.

[48] Hastie T, Tibshirani R, Friedman J H. The elements of statistical learning: data mining, inference, and prediction, Springer, 2009.

[49] Wahba G. Spline models for observational data. Philadelphia Pa.: Society for Industrial and Applied Mathematics, 1990.

[50] Danaei G. National, regional, and global trends in systolic blood pressure since 1980: Systematic analysis of health examination surveys and epidemiological

studies with 786 country-years and 5. 4 million participants. The Lancet, 2011, 377 (9765): 568-568-577.

[51] Raftery A, Madigan D, Hoeting J. Bayesian model averaging for linear regression models. Journal of the American Statistical Association, 1997, 92 (437): 179-191. Available from: http://www. tandfonline. com/doi/abs/10. 1080/ 01621459. 1997. 10473615.

[52] Friedman J. Multivariate adaptive regression splines. The Annals of Statistics, 1991, 19 (1) . Available from: http://projecteuclid. org/euclid. aos/ 1176347963.

[53] Dierckx P. Curve and surface fitting with splines. Oxford University Press, 1995.

[54] Rasmussen C, Williams C. Gaussian processes for machine learning. MIT Press, 2006.

[55] Diggle P, Ribeiro P. Model-based geostatistics. Springer, 2010.

[56] Neal R M. In: MCMC using Hamiltonian dynamics. Taylor & Francis US, 2011.

[57] Hoffman M D, Gelman A. The no-U-turn sampler: adaptively setting path lengths in Hamiltonian Monte Carlo. preprint arXiv: 11114246, 2011.

[58] Goodman J, Weare J. Ensemble samplers with affine invariance. communications in applied mathematics and computational science, 2010, 5 (1): 65-80.

[59] Papp D, Alizadeh F. Shape constrained estimation using nonnegative splines. Journal of Computational and Graphical Statistics. 2012.

[60] Amemiya T. Regression analysis when the dependent variable is truncated normal. Econometrica, 1973, 41 (6). Available from: http://www. jstor. org/stable/1914031.

[61] Manski C, Tamer E. Inference on regressions with interval data on a regressor or outcome. Econometrica, 2002, 70 (2): 519-546.

[62] Cook J, McDonald J. Partially adaptive estimation of interval censored regression models. Computational Economics, 2012, 40 (1): 1-13. Available from: http://www. springerlink. com/content/244658nl438rk904/abstract/.

[63] Greenwood M. Proceedings of a meeting of the Royal Statistical Society held on July 16th, 1946. Journal of the Royal Statistical Society, 1946, 109 (4):

325-378. Available from: http: //www. jstor. org/stable/2981330.

[64] Forrester J. Industrial dynamics. Cambridge Mass. : MIT Press, 1961.

[65] Forrester J. Urban Dynamics. Cambridge Mass. : MIT Press, 1969.

[66] Forrester J. World Dynamics. Wright-Allen Press, 1973.

[67] Meadows D. Thinking in systems: a primer. White River Junction Vt. : Chelsea Green Pub. , 2008.

[68] Hethcote H. Qualitative analyses of communicable disease models. Mathematical Biosciences, 1976, 28 (3-4): 335-356.

[69] Anderson R, May R. Infectious diseases of humans: dynamics and control. Oxford University Press, 1992.

[70] Diekmann O, Heesterbeek J. Mathematical epidemiology of infectious diseases: model building, analysis, and interpretation. John Wiley and Sons, 2000.

[71] Keeling MJ, Rohani P. Modeling Infectious Diseases in Humans and Animals. Princeton University Press, 2008.

[72] Vynnycky E, White R. An introduction to infectious disease modelling. Oxford University Press, 2010.

[73] Sheiner L, Rosenberg B, Melmon K. Modelling of individual pharmacokinetics for computer-aided drug dosage. Computers and Biomedical Research, 1972, 5 (5): 441-459. Available from: http: //www. sciencedirect. com/science/article/pii/0010480972900511.

[74] Jacquez J A. Compartmental analysis in biology and medicine. University of Michigan Press, 1985.

[75] Yuh L A S, Davidian M, Harrison F, Hester A, Kowalski K, et al. Population pharmacokinetic/pharmacodynamic methodology and applications: a bibliography. Biometrics, 1994, 50 (2). Available from: http: //www. jstor. org/stable/2533402.

[76] Barrett P, Bell B, Cobelli C, Golde H, Schumitzky A, Vicini P, et al. SAAM II: Simulation, analysis, and modeling software for tracer and pharmacokinetic studies. Metabolism, 1998, 47 (4): 484-492. Available from: http: //www. sciencedirect. com/science/article/pii/S0026049598900646.

[77] Jacquez J A. Modeling with compartments. BioMedware, 1999.

[78] Atkinson A J, Lalonde R. Introduction of quantitative methods in pharmacology and clinical pharmacology: a historical overview. Clinical Pharmacology and Therapeutics, 2007, 82 (1): 3-6. PMID: 17571065. Available from: http://www.ncbi.nlm.nih.gov/pubmed/17571065.

[79] Harte J. Consider a spherical cow. University Science Books, 1988.

[80] Richardson G. Feedback thought in social science and systems theory. Philadelphia: University of Pennsylvania Press, 1991.

[81] Wang H, Dwyer-Lindgren L, Lofgren K, Rajaratnam J, Marcus J, Levin-Rector A, et al. Age-specific and sex-specific mortality in 187 countries, 1970—2010: a systematic analysis for the Global Burden of Disease Study 2010. The Lancet, 2012, 380: 2071-2094.

[82] Williams J. From sails to satellites: the origin and development navigational science. Oxford University Press, 1993.

[83] Legendre A. Nouvelles mthodes pour la dtermination des orbites des comtes. Ulan Press, 2011.

[84] Eckhardt R. Stan Ulam, John Von Neumann, and the Monte Carlo Method. Los alamos science, 1987, 15 (Special Issue): 131-143.

[85] Geman S, Geman D. Stochastic relaxation, Gibbs distributions, and the Bayesian restoration of images. Pattern Analysis and Machine Intelligence, IEEE Transactions on. 1984, PAMI-6 (6): 721-741.

[86] Gelfand A E, Smith A F M. Sampling-based approaches to calculating marginal densities. Journal of the American Statistical Association, 1990, 85 (410): 398-409. Available from: http://www.jstor.org/stable/2289776.

[87] Dyer M, Frieze A, Kannan R. A random polynomial-time algorithm for approximating the volume of convex bodies. Journal of the ACM, 1991, 38 (1): 117. Available from: http://doi.acm.org/10.1145/102782.102783.

[88] Lováz L, Vempala S. Hit-and-run from a corner. Proceedings of the Thiry-sixth Annual ACM Symposium on Theory of Computing, 2004: 310-314.

[89] Metropolis N, Rosenbluth A, Rosenbluth M, Teller A, Teller E. Equation of state calculations by fast computing machines. The Journal of Chemical Physics, 1953, 21 (6): 1087-1092.

[90] Hastings W K. Monte Carlo sampling methods using Markov chains and their applications. Biometrika, 1970, 57 (1): 97-109. Available from: http: // biomet. oxfordjournals. org/content/57/1/97.

[91] Chib S, Greenberg E. Understanding the Metropolis-hastings algorithm. The American Statistician, 1995, 49 (4): 327-335.

[92] Haario H. An adaptive Metropolis algorithm. Bernoulli, 2001, 7 (2): 223.

[93] Powell M. An efficient method for finding the minimum of a function of several variables without calculating derivatives. The Computer Journal, 1964, 7 (2): 155-162.

[94] Matsumoto M, Nishimura T. Mersenne twister: a 623-dimensionally equidistributed uniform pseudo-random number generator. ACM Transactions on Modeling and Computer Simulation, 1998, 8 (1): 330. Available from: http: //doi. acm. org/10. 1145/272991. 272995.

[95] Patil A, Huard D, Fonnesbeck C J. PyMC: Bayesian Stochastic modelling in Python. Journal of Statistical Software, 2010, 35 (4): 1-81.

[96] Gelman A, Roberts G, Gilks W. Efficient Metropolis jumping rules. In: Bayesian Statistics V. Oxford: Oxford University Press, 1996: 599-608.

[97] Gilks W, Roberts G, George E. Adaptive direction sampling. The Statistician, 1994: 179-189. Available from: http: //www. jstor. org/stable/10. 2307/ 2348942.

[98] Gilks W R, Roberts G O, Sahu S K. Adaptive Markov chain Monte Carlo through regeneration. Journal of the American Statistical Association, 1998, 93 (443): 1045-1054. Available from: http: //www. tandfonline. com/doi/abs/ 10. 1080/01621459. 1998. 10473766.

[99] Sahu S, Zhigljavsky A. Self regenerative Markov chain Monte Carlo with adaptation. Preprint, 1999. Available from: http: //www. statslab. cam. ac. uk/_ mcmc.

[100] Bubley R, Dyer M. Path coupling: a technique for proving rapid mixing in Markov chains. In: 38th Annual Symposium on Foundations of Computer Science, 1997. Proceedings, 1997: 223-231.

[101] Dyer M, Greenhill C. On Markov chains for independent sets. Journal of Algorithms, 2000, 35 (1): 17-49. Available from: http: //www.

sciencedirect. com/science/article/pii/S0196677499910714.

[102] Geyer C. Introduction to Markov-chainMonte Carlo. In: Handbook of Markov Chain Monte Carlo. CRC Press, 2010: 30.

[103] Bhatnagar N, Bogdanov A, Mossel E. The computational complexity of estimating MCMC convergence time. In: Goldberg L, Jansen K, Ravi R, Rolim J, editors. Approximation, Randomization, and Combinatorial Optimization. Algorithms and Techniques, vol. 6845 of Lecture Notes in Computer Science. Springer Berlin / Heidelberg, 2011: 424-435. Available from: http: //www. springerlink. com/content/45tqr1467x706852/abstract/.

[104] Gilks W R, Richardson S, Spiegelhalter D J. Markov Chain Monte Carlo in Practice. CRC Press, 1996.

[105] Wake field J, Bennett J. The Bayesian modeling of covariates for population pharmacokinetic models. Journal of the American Statistical Association, 1996: 91 (435). Available from: http: //www. jstor. org/stable/2291710.

[106] Mengersen K, Robert C, Guihenneuc-Jouyaux C. MCMC convergence diagnostics: a review. In: Bayesian Statistics 6. Oxford University Press, 1999: 415-440.

[107] Lovsz L. Hit-and-run mixes fast. Mathematical Programming, 1999, 86 (3): 443-461. Available from: http: //www. springerlink. com/content/u36kvcmgrvjta7 ql/abstract/.

[108] Kannan R, Lovsz L, Simonovits M. Random walks and O * (n5) volume algorithm for convex bodies. Random Strucutres & Algorithms, 1997, 11: 1-50.

[109] Gelman A. Inference from iterative simulation using multiple sequences. Statistical Science, 1992, 7 (4): 457-472. Available from: http: // projecteuclid. org/euclid. ss/1177011136.

[110] Frieze A, Kannan R, Polson N. Sampling from log-concave distributions. The Annals of Applied Probability, 1994, 4 (3). Available from: http: // www. jstor. org/stable/2245065.

[111] Jennison C. Discussion on the Gibbs sampler and the other Markov chain Monte Carlo methods. Journal of the Royal Statistical Society: Series B, 1993, 55

（1）：54-56.

[112] Brooks S, Gelman A. General methods for monitoring convergence of iterative simulations. Journal of Computational and Graphical Statistics, 1998, 7（4）. Available from：http：//www. jstor. org/stable/1390675.

[113] Brooks S, Roberts G. Convergence assessment techniques for Markov chain Monte Carlo. Statistics and Computing, 1998, 8（4）：319-335. Available from：http：//www. springerlink. com/content/p74l73t52672h40g/abstract/.

[114] Tseng P. Convergence of a block coordinate descent method for nondierentiable minimization. Journal of Optimization Theory and Applications, 2001, 109（3）：475-494. Available from：http：//www. springerlink. com/content/q327675221126243/abstract/.

[115] Yedidia J, Freeman W, Weiss Y. Generalized Belief Propagation. In：IN NIPS 13. MIT Press, 2000：689-695.

[116] Braunstein A, Mézard M, Zecchina R. Survey propagation：an algorithm for satisability. Random Structures & Algorithms, 2005, 27（2）：201-226.

[117] Wainwright M J, Jordan M I. Graphical models, exponential families, and variational inference. Foundations and Trends ® in Machine Learning, 2008, 1（1-2）：1-305.

[118] Bell B, Flaxman A. A statistical model and estimation of disease rates as functions of age and time. SIAM Journal on Scientifc Computing, 35（2）.

[119] Association A P. Diagnostic and statistical manual of mental disorders. Fourth Edition：DSM-IV-TR. American Psychiatric Pub, 2000.

[120] Wagner F, Anthony J. From first drug use to drug dependence；developmental periods of risk for dependence upon marijuana, cocaine, and alcohol. Neuropsychopharmacology：Offcial Publication of the American College of Neuropsychopharmacology, 2002, 26（4）：479-488. PMID：11927172. Available from：http：//www. ncbi. nlm. nih. gov/pubmed/11927172.

[121] Degenhardt L, Bucello C, Calabria B, Nelson P, Roberts A, Hall W, et al. What data are available on the extent of illicit drug use and dependence globally? Results of four systematic reviews. Drug and Alcohol Dependence, 2011, 117（2-3）：85-101. PMID：21377813. Available from：http：//

www. ncbi. nlm. nih. gov/pubmed/21377813.

[122] Spiegelhalter D J, Best N G, Carlin B P, van der Linde A. Bayesian measures of model complexity andfift. Journal of the Royal Statistical Society: Series B (Statistical Methodology), 2002, 64 (4): 583-639. Available from: http: //dx. doi. org/10. 1111/1467-9868. 00353.

[123] Dickerson L, Mazyck P, Hunter M. Premenstrual syndrome. American Family Physician, 2003, 67 (8): 1743-1752. PMID: 12725453. Available from: http: //www. ncbi. nlm. nih. gov/pubmed/12725453.

[124] Singh B, Berman B, Simpson R, Annechild A. Incidence of premenstrual syndrome and remedy usage: a national probability sample study. Alternative Therapies in Health and Medicine, 1998, 4 (3): 75-79. PMID: 9581324. Available from: http: //www. ncbi. nlm. nih. gov/pubmed/9581324.

[125] Goodale I, Domar A, Benson H. Alleviation of premenstrual syndrome symptoms with the relaxation response. Obstetrics and Gynecology, 1990, 75 (4): 649-655. PMID: 2179779. Available from: http: //www. ncbi. nlm. nih. gov/pubmed/2179779.

[126] Raraty M, Connor S, Criddle D, Sutton R, Neoptolemos J. Acute pancreatitis and organ failure: pathophysiology, natural history, and management strategies. Current Gastroenterology Reports, 2004, 6 (2): 99-103. Available from: http: //www. springerlink. com/content/2p5825613213409n/abstract/.

[127] Banks P. Epidemiology, natural history, and predictors of disease outcome in acute and chronic pancreatitis. Gastrointestinal Endoscopy, 2002, 56 (6 Suppl): S226-230. PMID: 12447272. Available from: http: //www. ncbi. nlm. nih. gov/pubmed/12447272.

[128] Sekimoto M, Takada T, Kawarada Y, Hirata K, Mayumi T, Yoshida M, et al. JPN Guidelines for the management of acute pancreatitis: epidemiology, etiology, natural history, and outcome predictors in acute pancreatitis. Journal of Hepato-Biliary-Pancreatic Surgery, 2006, 13 (1): 10-24. PMID: 16463207. PMCID: PMC2779368. Available from: http: //www. ncbi. nlm. nih. gov/pmc/articles/PMC2779368/.

[129] Rich M. Epidemiology of atrial fibrillation. Journal of Interventional Cardiac Electrophysiology: An International Journal of Arrhythmia and Pacing, 2009, 25 (1): 3-8. PMID: 19160031. Available from: http://www.ncbi.nlm.nih.gov/pubmed/19160031.

[130] Rho R, Page R. Asymptomatic atrial fibrillation. Progress in Cardiovascular Diseases, 2005, 48 (2): 79-87. PMID: 16253649. Available from: http://www.ncbi.nlm.nih.gov/pubmed/16253649.

[131] Fuster V, Rydn L, Cannom D, Crijns H, Curtis A, Ellenbogen K, et al. ACC/AHA/ESC 2006 guidelines for the management of patients with atrial fibrillation executive summary. Journal of the American College of Cardiology, 2006, 48 (4): 854-906. Available from: http://content.onlinejacc.org/article.aspx? volume=48&issueno=4&page=854.

[132] Radford D, Izukawa T. Atrial fibrillation in children. Pediatrics, 1977, 59 (2): 250-256. PMID: 834508. Available from: http://www.ncbi.nlm.nih.gov/pubmed/834508.

[133] Hoofnagle J H. Hepatitis C: the clinical spectrum of disease. Hepatology, 1997, 26 (3 Suppl 1): 15S-20S. PMID: 9305658. Available from: http://www.ncbi.nlm.nih.gov/pubmed/9305658.

[134] Ghany M, Strader D, Thomas D, Seeff L. Diagnosis, management, and treatment of hepatitis C: an update. Hepatology, 2009, 49 (4): 1335-1374. PMID: 19330875. Available from: http://www.ncbi.nlm.nih.gov/pubmed/19330875.

[135] Ghany M, Nelson D, Strader D, Thomas D, Seeff L. An update on treatment of genotype 1 chronic hepatitis C virus infection: 2011 practice guideline by the American Association for the Study of Liver Diseases. Hepatology, 2011, 54 (4): 1433-1444. PMID: 21898493. Available from: http://www.ncbi.nlm.nih.gov/pubmed/21898493.

[136] Frank C, Mohamed M, Strickland G, Lavanchy D, Arthur R, Magder L, et al. The role of parenteral antischistosomal therapy in the spread of hepatitis C virus in Egypt. The Lancet, 2000, 355 (9207): 887-891. PMID: 10752705. Available from: http://www.ncbi.nlm.nih.gov/pubmed/10752705.

[137] Mezban Z, Wakil A. Hepatitis C in Egypt. American Journal of Gastroenterology, 2006.

[138] Strickland G. Liver disease in Egypt: hepatitis C superseded schistosomiasis as a result of iatrogenic and biological factors. Hepatology, 2006, 43 (5): 915-922. PMID: 16628669. Available from: http: //www. ncbi. nlm. nih. gov/ pubmed/16628669.

[139] Garcia-Tsao G, Lim J, Lim J. Management and treatment of patients with cirrhosis and portal hypertension: recommendations from the Department of Veterans Affairs Hepatitis C Resource Center Program and the National Hepatitis C Program. The American Journal of Gastroenterology, 2009, 104 (7): 1802-1829. PMID: 19455106. Available from: http: //www. ncbi. nlm. nih. gov/pubmed/19455106.

[140] D'Amico G, Garcia-Tsao G, Pagliaro L. Natural history and prognostic indicators of survival in cirrhosis: a systematic review of 118 studies. Journal of Hepatology, 2006, 44 (1): 217-231. PMID: 16298014. Available from: http: //www. ncbi. nlm. nih. gov/pubmed/16298014.

[141] Schuppan D, Afdhal N. Liver cirrhosis. The Lancet, 2008, 371 (9615): 838-851. PMID: 18328931. Available from: http: //www. ncbi. nlm. nih. gov/ pubmed/18328931.

[142] He F J, Nowson C A, Lucas M, MacGregor G A. Increased consumption of fruit and vegetables is related to a reduced risk of coronary heart disease: meta-analysis of cohort studies. Journal of Human Hypertension, 2007, 21 (9): 717-728. PMID: 17443205. Available from: http: //www. ncbi. nlm. nih. gov/pubmed/17443205.

[143] Boeing H, Dietrich T, Hoffmann K, Pischon T, Ferrari P, Lahmann P, et al. Intake of fruits and vegetables and risk of cancer of the upper aerodigestive tract: the prospective EPIC-study. Cancer Causes & Control: CCC, 2006, 17 (7): 957-969. PMID: 16841263. Available from: http: //www. ncbi. nlm. nih. gov/pubmed/16841263.

[144] Banerjee S, Gelfand A E, Carlin B P. Hierarchical modeling and analysis for spatial data. CRC Press, 2003.

[145] K/DOQI clinical practice guidelines for chronic kidney disease: evaluation, classification, and stratification. American Journal of Kidney Diseases: The Official Journal of the National Kidney Foundation, 2002, 39 (2 Suppl 1): S1-266. PMID: 11904577. Available from: http://www.ncbi.nlm.nih.gov/pubmed/11904577.

[146] DiPiro J, Talbert RL, Yee GC, Matzke GR, Wells BG, Posey L. Pharmacotherapy: a pathophysiologic approach. 7th ed. China: McGraw-Hill Companies, 2008.

[147] Felson D. Epidemiology of hip and knee osteoarthritis. Epidemiologic Reviews, 1988; 10: 1-28. PMID: 3066625. Available from: http://www.ncbi.nlm.nih.gov/pubmed/3066625.

[148] Felson D, Zhang Y, Hannan M, Naimark A, Weissman B, Aliabadi P, et al. The incidence and natural history of knee osteoarthritis in the elderly. The Framingham Osteoarthritis Study. Arthritis and Rheumatism, 1995, 38 (10): 1500-1505. PMID: 7575700. Available from: http://www.ncbi.nlm.nih.gov/pubmed/7575700.

[149] Kloos A, Robb A. Bipolar disorder in children and adolescents. Pediatric Annals, 2011, 40 (10): 481-487. PMID: 21973039. Available from: http://www.ncbi.nlm.nih.gov/pubmed/21973039.

[150] Angst J, Sellaro R. Historical perspectives and natural history of bipolar disorder. Biological Psychiatry, 2000, 48 (6): 445-457. PMID: 11018218. Available from: http://www.ncbi.nlm.nih.gov/pubmed/11018218.

[151] Hasin D S, Stinson F S, Ogburn E, Grant B F. Prevalence, correlates, disability, and comorbidity of DSM-IV alcohol abuse and dependence in the United States: results from the National Epidemiologic Survey on Alcohol and Related Conditions. Archives of General Psychiatry, 2007, 64 (7): 830-842. PMID: 17606817. Available from: http://www.ncbi.nlm.nih.gov/pubmed/17606817.

英 汉 索 引

英文名称	缩写词	中文名称	章节
95% highest-posterior density interval	95%HPD	95%最大后验密度区间	第 1 章
95% uncertainty interval	95%UI	95%不确定区间	第 1 章
Adaptive Metropolis step method		Adaptive Metropolis 逐步法	第 8 章
age-standardizing model		年龄标化模型	第 5 章
age-integrating model		年龄积分模型	第 5 章
age-standardized death rate	ASDR	年龄标化死亡率	第 15 章
Akaike Information Criteria	AIC	Akaike 信息准则	第 3 章
alcohol dependence		酒精依赖	第 20 章
all-cause mortality hazard		人群全死因死风险亡	第 7 章
anxiety disorder		焦虑症	第 14 章
atrial fibrillation	AF	房颤	第 5, 12 章
average duration of condition		平均病程	第 7 章
Bayesian Information Criteria	BIC	贝叶斯信息准则	第 3 章
Behavioral Risk Factor Surveillance System	BRFSS	行为危险因素监测系统	前言
Beta-binomial rate model		贝塔二项式率模型	第 2 章
bias		偏倚	第 3 章
Binomial model		二项式模型	第 2 章
Binomial rate model		二项式率模型	第 2 章
bipolar disorder		双相情感障碍	第 19 章
cause of death ensemble model	CODEm	死因组合模型	前言
cause-specific mortality rate	CSMR	死因别死亡率	第 2, 20 章
chronic kidney disease	CKD	慢性肾病	第 17 章
cocaine dependence		卡因依赖	第 9 章

续表

英文名称	缩写词	中文名称	章节
compartmental modeling		房室模型	第 7 章
computational tractability		计算简易程度	第 8 章
confidence interval	CI	置信区间	前言
covariate modeling		协变量建模	第 6 章
cross-walks		交叉游走	第 6 章
data quality		数据质量	前言
design matrix		设计矩阵	第 6 章
Diagnostic and Statistical Manual of Mental Disorders, Version IV, Text Revision	DSM-Ⅳ-TR	《精神疾病诊断与统计手册》第四版文本修订本	第 9 章
disability-adjusted life years	DALY	伤残调整寿命年	前言
disaggregation model		解集模型	第 5 章
Divergence Information Criteria	DIC	散度信息准则	第 3 章
end-stage renal disease	ESRD	终末期肾病	第 17 章
excess mortality hazard		超额死亡风险	第 7 章
fruit consumption		水果摄入	第 16 章
GBD region		GBD 区域	其他
GBD superregion		GBD 超大区域	其他
global burden of disease	GBD	全球疾病负担研究	其他
hard-soft constraint		硬软约束	第 4 章
Harvard Incidence-Prevalence	HIP	哈佛发病-患病模型	前言
Hepatitis C virus	HCV	丙型肝炎病毒	第 13 章
highest-posterior density	HPD	最大后验密度	第 1 章
Hill-climbing Algorithm		爬山算法	第 6 章
holdout cross-validation		保留交叉验证	第 2 章
incidence		发病率	第 7 章
individual patient data	IPD	单个病例资料	第 2 章
infectious disease modeling		感染性疾病模型	第 7 章
Institute for Health Metrics and Evaluation	IHME	华盛顿大学健康测量与评价研究中心	其他
integrative systems model	ISM	一体化系统模型	第 2 章

英文名称	缩写词	中文名称	章节
knee osteoarthritis		膝骨关节炎	第 18 章
knot		节点	第 3 章
level bound prior		水平界值先验	第 4 章
level value prior		水平值先验	第 4 章
liver cirrhosis		肝硬化	第 15 章
liver fibrosis		肝纤维化	第 15 章
Markov chain Monte Carlo	MCMC	马尔科夫链蒙特卡洛	第 2, 8 章
median absolute error	MAE	中位绝对差	第 2, 5 章
Metropolis-Hastings step method		Metropolis-Hastings 逐步法	第 8 章
microdata		微数据	第 5 章
midpoint model		中值模型	第 5 章
midpoint-with-covariate model		中值协变量模型	第 5 章
model of process		过程模型	第 2 章
models of data		数据模型	第 2 章
monotonicity prior		单调性先验	第 4 章
mortality		死亡率	第 7 章
myocardial infarction	MI	心肌梗死	第 6 章
National Health and Nutrition Examination Survey	NHANES	国家健康和营养调查	前言
National Health Interview Survey	NHIS	国家健康访谈调查	前言
National Survey on Drug Use and Health	NSDUH	国家药物使用和健康调查	前言
Negative-binomial rate model		负二项式率模型	第 2 章
Normal rate model		正态率模型	第 2 章
Normal distribution		正态分布	第 1 章
normalization		标准化	第 6 章
offset log-transformed Normal rate model		偏移对数正态率模型	第 2 章
offset log-transformed rate model		偏移对数转换率模型	第 2 章
pancreatitis		胰腺炎	第 11 章
Parkingson's Disease	PD	帕金森氏病	前言

续表

英文名称	缩写词	中文名称	章节
penalized spline model		惩罚样条模型	第 9 章
peson years	PY	人年	前言
pharmacokinetic/ pharmacodynamic modeling	PK/PD	药代动力学模型	第 7 章
Poisson rate model		泊松率模型	第 2 章
population-level excess mortality hazard		人群超额死亡率	第 7 章
post-bachelor fellowship		学士后研究员	其他
posterior distribution		后验分布	第 4 章
posterior mean		后验平均值	第 4 章
posterior predicted distribution		后验预测分布	第 1 章
post-graduate fellow		研究生研究员	其他
Preferred Reporting Items for Systematic Reviews and Meta-analyses	PRISMA	系统综述和 Meta 分析的首选报告项目组	前言
premenstrual syndrome	PMS	经前期综合症	第 10 章
prevalence		患病率	第 7 章
probability of coverage	PC	覆盖率	第 2, 5 章
reference node		参考节点	第 6 章
reference value		参照值	第 6 章
relative risk of mortality		死亡相对危险度	第 7 章
remission		缓解率	第 7 章
smoothing parameter		平滑参数	第 9 章
spline model		样条模型	第 3 章
standardized mortality ratio	SMR	标化死亡比	第 7 章
susceptible population		易感人群	第 7 章
system dynamics modeling		系统动力学模型	第 7 章
time		运算时间	第 2 章
Tobacco Use Supplement to the Current Population Survey	TUSCPS	当前人口烟草使用补充调查	前言
Truncated Normal distribution		截断正态分布	第 1 章
uncertainty interval	UI	不确定区间	第 1 章

续表

英文名称	缩写词	中文名称	章节
Uniform distribution		均匀分布	第 1 章
Uninformative		无信息	第 1 章
with-condition mortality hazard		患病人群死亡风险	第 7 章
World Health Organization	WHO	世界卫生组织	其他
years lived with disability	YLD	伤残损失寿命年	前言
years of life lost	YLL	早逝损失寿命年	前言，第 20 章

图书在版编目(CIP)数据

描述流行病学 Meta 回归框架/(美)阿夫拉姆·斐拉克曼(Abraham D. Flaxman),(美)西奥·沃斯(Theo Vos),(美)克里斯托弗·默里(Christopher J. L. Murray)编著;宇传华主译. —武汉:武汉大学出版社,2019.5
ISBN 978-7-307-20851-3

Ⅰ.描… Ⅱ.①阿… ②西… ③克… ④宇… Ⅲ.流行病学—统计分析—应用软件 Ⅳ.R18-39

中国版本图书馆 CIP 数据核字(2019)第 065618 号

责任编辑:胡 艳　　责任校对:汪欣怡　　版式设计:马 佳

出版发行:**武汉大学出版社** (430072 武昌 珞珈山)
(电子邮箱:cbs22@whu.edu.cn 网址:www.wdp.com.cn)
印刷:湖北恒泰印务有限公司
开本:787×1092 1/16 印张:11.75 字数:200 千字 插页:6
版次:2019 年 5 月第 1 版 2019 年 5 月第 1 次印刷
ISBN 978-7-307-20851-3 定价:66.00 元